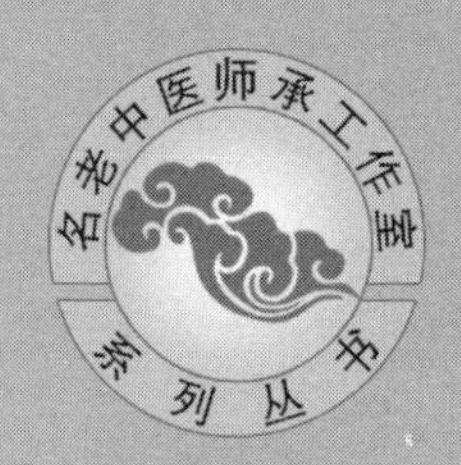

主编　汪芳俊
主审　范炳华

范炳华推拿医案精粹

浙江科学技术出版社

《范炳华推拿医案精粹》编委会

主　　编　汪芳俊

主　　审　范炳华

编　　委　（按姓氏笔画排序）

邓文章　许　丽　汪芳俊　范炳华

徐文斌　熊俊龙　戴文俊

前言

推拿是人类认识最早的防病治病、养生保健的方法，属于中医外治法范畴，具有鲜明的中医特色优势。推拿是一门操作性很强的学科，是以临床疗效为评价基础的，不仅需要推拿医生具有扎实的中医理论基础，而且还需要熟练掌握现代医学知识，尤其是解剖学知识，以及人体的生理病理变化过程。同时推拿的适应证广泛，涵盖了内、外、妇、儿、骨伤等各个方面，因此推拿医生可谓是"全科医生"。在漫长的历史长河中，推拿发展几经盛衰，由于学科的分化，推拿学发展成以纯手法治疗为主的学科。自古以来，推拿都是以师带徒的形式传教，1956年上海中医学院附属推拿学校的创办，开启了推拿正规教育的模式，至今已有60余年。从起初的专科生培养，到本科生、硕士生、博士生和博士后的培养系列教育，使推拿又进入鼎盛发展时期。笔者是推拿发展的受益者。

笔者于1993年毕业于浙江中医学院，2004年师从范炳华教授攻读在职研究生，并获得硕士研究生学位；2012年有幸通过五批师承考试又跟随范炳华教授研习推拿，获得临床博士学位。多年跟师，目睹导师临证风采，参与导师临床推拿，勤于记录，积累了不少临证验案，收获颇丰。导师对误诊的纠正、对急症的效验、对疑难病证的独特诊治，历历在目。为收集整理范师的诊治经验和学术

思想，笔者整理了跟师多年来收集的验案，加上自己的心得体会，并配以简单易懂的图文说明，编集此册，作为跟师多年的总结，也以此管窥导师的推拿经验和学术思想。

范炳华，男，1952年出生，浙江临安人，1969年从医，1980年毕业于上海中医药大学（原上海中医学院），从事中医推拿临床、教学、科研工作47年。现为浙江中医药大学教授、主任中医师、博士生导师、国家级名中医。曾任中华中医药学会推拿分会副主任委员，世界中医药学会联合会中医手法专业委员会常务委员，中国针灸学会针推结合专业委员会常务委员，浙江省中医药学会推拿分会主任委员；现任中华中医药学会推拿分会常务委员、学术顾问，浙江省中医药学会推拿分会名誉主任委员，浙江省体育科学学会运动医学专业委员会主任委员，国家中医药管理局"十二五"中医药重点学科（推拿科）建设项目负责人，国家临床重点专科（推拿专科）建设项目学术带头人。2001年浙江省人民政府授予"浙江省名中医"称号，2007年授予全国"大医精诚"优秀医生荣誉称号，2009年浙江省人民政府授予"浙江省高等学校教学名师奖"，2013年获浙江省"师德标兵"。2012年经批准成立浙江省范炳华名老中医专家传承工作室，同年入选国家中医药管理局第五批全国老中医药专家学术经验继承工作指导老师。2014年经批准成立全国名老中医药专家传承工作室，为第三批全国优秀中医临床人才研修项目师承指导老师。2016年获得国家中医药管理局、教育部、国家卫生计生委联合评选的"中医药高等学校教学名师"称号。

范炳华教授主编出版"十一五"、"十二五"国家级规划教材《推拿学》,"十三五"全国中医药行业规划教材《推拿治疗学》;建成国家级精品课程、国家级精品资源共享课、国家级精品视频公开课等系列课程;获浙江省人民政府教学成果奖二等奖1项,浙江省高校教师教育技术成果奖一等奖1项,浙江省科学技术奖二等奖1项、三等奖1项,浙江省科技进步奖三等奖1项,浙江省中医药科学技术奖一等奖2项、二等奖3项、三等奖1项,中华中医药学会学术著作奖三等奖1项。出版学术专著6部,发表学术论文60余篇。获国家专利7项,其中发明专利3项。

范炳华教授是第五批全国老中医药专家学术经验继承工作指导老师,其诊疗思路独特,常告诫学生不要被常规的诊断思路所迷惑,一定要根据患者的实际症状,从详细询问病史、认真查体开始,遵循"有症必有因,症因要相关"的临证思维、"症因要相关,无关非诊断"的诊断思维、"治因宜为先,因除症自消"的治疗思维,从症状和体征入手分析病因,从病因入手开展治疗,做到不人云亦云,要有自己的判断,形成自己的诊疗风格。

范师热爱自己的推拿事业,把自己的一生精力都奉献给了推拿教学和临床工作。他认为,一个人一生一定要有一个事业方向,在初入门的时候知识面要宽广些,尽量积累,到确定专业方向了,就要把各个专题做细、做精;而在做专题时,探讨的问题要小,但涉及的面要大、要完整,这样路才会越走越宽。

范师生性直爽,平易近人,语言风趣,在学生、患者面前从不摆架子,谈论内容涉及文学、历史、政治、军事、体育各个方面。向患者解释病情,一般都用最浅显易懂的

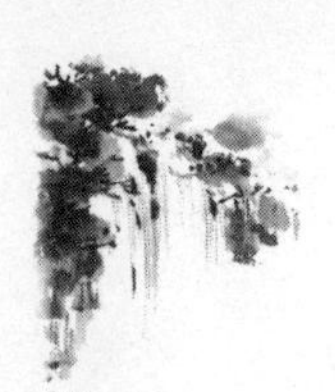

语言，而且擅长用容易让人理解的比喻，常使得患者在欢声笑语中不知不觉就把心中的结给解开了。有些长期受病痛困扰的患者，难免有情绪低落与抑郁的倾向，到范师诊间，经范师“玩笑式”的宽慰和解释，病情就已缓解一半，再经过手法治疗，病情缓解得就更快了。因此，范师的诊室，常常欢声笑语，医生、患者、学生之间都会结成朋友，关系融洽。

范师在生活、工作中不经意间显露出的高尚医德、师德和精神力量，让作为学生的我，在潜移默化中受到了很大的影响，这股力量推动着我在学习、工作和生活中不断地砥砺前行。

本书收集了范师在临床过程中的典型医案，涉及内科、妇科、骨伤科和一些疑难杂症，一方面为总结范师的临床经验和学术思想，另一方面也是为广大推拿医务工作者、学生等提供诊疗思路，拓宽推拿治疗的优势病种，以更好地为广大患者服务。

在本书的编撰过程中，王鹏、黄饮、张慈、谷海洋、黄腾、王浩、赖庆钟为本书照片承担模特和拍摄任务，马玥为本书手绘插图，在此对他们的辛勤付出和大力协助表示衷心的感谢！

写作和编辑过程中难免会有疏漏和不足之处，望各位指正和谅解。

谨以此书献给范炳华教授从医从教47周年！

汪芳俊

2016年11月

目录

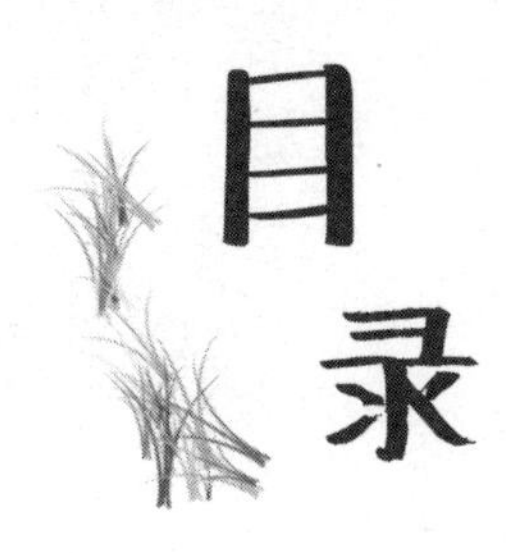

脊柱篇

四肢篇

内科篇

杂病篇

脊柱篇

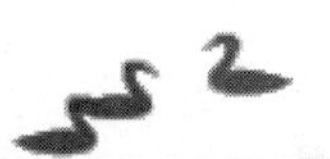
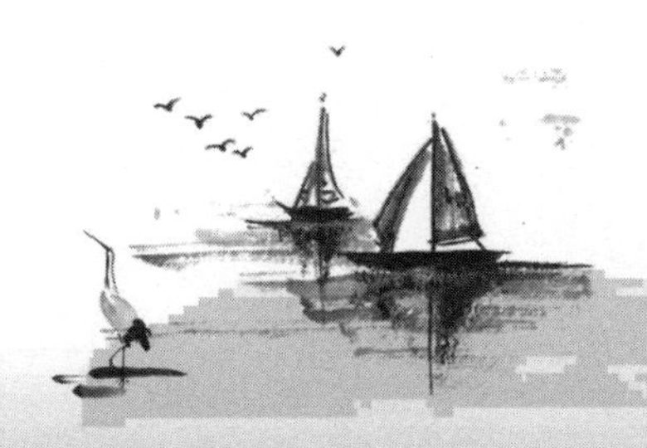

（一）椎系眩晕案

【病案】

·患者· 男，46岁，私营企业主。

·初诊· 2008年1月，患者神清，疲乏焦虑，精神倦怠。

·主诉· 头晕反复发作10年余。

患者从事私营企业工作，10年前无明显诱因下出现头晕，伴有耳鸣、视物模糊等症状，严重时卧床不起，但无视物旋转，无恶心呕吐，经休息2～3天后，症状能缓解，但始终不消。先后在上海、北京两家著名医院就诊，检查结果为颈椎退行性改变、颈椎间盘膨出，头颅CT、MRI均正常，颈动脉多普勒超声无异常，反复检查治疗历经10年，却无明显效果。期间医疗费用总计34万余元。现返杭时来范师处诊治。诉头晕时作，久坐或疲劳后加重，枕部涨痛不适，伴耳鸣、头涨、视物模糊，睡眠差。

·专科检查· 血压132/84mmHg，颈椎生理弧度变直，上颈段肌肉紧张，风池穴压痛明显，$C_{2\sim3}$左侧关节突关节偏突、压痛，颈椎前后屈伸、左右旋转受限，上肢无疼痛、麻木，腱反射正常，病理反射(－)。

·辅助检查· 椎动脉多普勒超声检查显示：左侧椎动脉及基底动脉血流速度减慢。椎动脉CT血管造影三维重建(3D－CTA)检查显示：左侧椎动脉血管纤细，颅内段痉挛伴部分断续显示不清。其他检查指标无明显异常。

·中医诊断· 眩晕病(椎系眩晕)。

·西医诊断· 颈椎病、椎动脉供血不足、颈椎间盘膨出。

·推拿治法· 三部推拿法。

(1) 开源增流法。取双侧颈臂穴，用一指禅推法或按揉法，以拇指螺纹面着力操作。两侧交替进行，以左侧(纤细侧)操作为主，时间约5分钟。

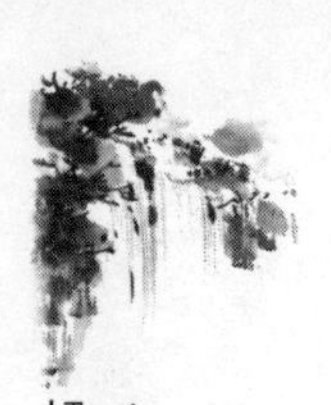

（2）补偿平衡法。取双侧颈夹脊穴，用一指禅推法或按揉法操作，左手推右侧颈夹脊穴，右手推左侧颈夹脊穴。两侧交替进行，以左侧（纤细侧）操作为主，时间约5分钟。

（3）解痉通畅法。取双侧风池穴，用一指禅推法，以拇指尺侧偏峰着力操作，左手推右侧风池穴，右手推左侧风池穴，使手法功力作用于寰枕关节。两侧交替操作，以左侧（痉挛侧）操作为主，时间约5分钟。

（4）整复偏突。用右手拇指按住$C_{2\sim3}$左侧偏突的关节突关节，左手托住其下颏部，向左旋转至有阻力时即向上提升颈椎，以纠正其偏突的关节突关节。

·中药治法· 解痉活血，益髓止眩（自拟方）。

黄芪30g 柴胡12g 葛根30g 丹参15g 川芎15g 赤芍15g 白芍15g 川楝子12g 党参15g 白术15g 茯苓15g 薏苡仁30g 甘草6g

水煎口服，每日1剂，煎至每袋200ml，共2袋，每次服1袋。

患者共住院10天，推拿治疗7次，总计医疗费用4700余元，临床痊愈出院。至今7年未复发。

·按语·

该案例是典型的椎系眩晕病，又称为颈源性眩晕。《灵枢·卫气篇》曰："上虚则眩。"《灵枢·海论篇》曰："髓海不足，则脑转耳鸣。"《灵枢·口问篇》曰："上气不足，脑为之不满，耳为之苦鸣，头为之苦倾，目为之眩。"范师认为，《灵枢》中阐述的眩晕和椎动脉供血不足造成的眩晕非常相似，范师称之为"椎系眩晕"，主要表现为头晕、耳鸣、恶心或呕吐、头涨头痛、视物模糊等症状。

现代医学认为，大脑的血供分大脑前循环和大脑后循环两部分。眩晕症状的出现多与大脑后循环供血不足有关。后循环的血管即椎－基底动脉系统的血管，其中椎动脉发自锁骨下动脉上后部，进入第6颈椎横突孔后上行，出第1颈椎横突孔后穿枕骨大孔入颅腔，沿延髓侧面斜向内上逐渐转至前面，在脑桥下缘会合成基底动脉（BA），称为椎－基底动脉系统，最终延续为双侧的大脑后动脉（PCA），其血液供应大脑半球后半部的脑组织。

临床上将椎－基底动脉分为以下几段：V_1段（起始段）——椎动脉起始部至第6颈椎横突孔；V_2段（孔内段）——第6颈椎横突孔至第1颈椎横突孔；V_3段（入颅段）——寰椎横突孔至寰枕后膜下方；V_4段（颅内段）——穿脑膜经枕骨大孔入颅。椎动脉的主要分支有脑膜支、脊髓后动脉、脊髓前动脉和小脑后下动脉。基底动脉由左右两条椎动脉在脑桥下缘会合而成，至桥脚沟中点分为左右大脑后动脉，其主要分支有脑桥支、内听动脉（迷路动脉）、小脑前下动脉、小脑后下动脉、小脑上动脉和大脑后动脉。范师认为，我们临床经常观察到的眩晕、耳鸣、听力减退这些症状由迷路缺血所造成，和基底动脉的分支——内听动脉缺血有关；而恶心、呕吐症状应该是迷走神经受激惹后产生反射性兴奋引起的。

了解了以上病理基础后，我们就明确了椎系眩晕治疗的切入点，应在于颈椎。我们治疗的重点在于调整颈部肌肉、椎间关节以及气血的平衡。范师认为，椎系眩晕的病机在于"髓海不足，上虚则眩"。脑为髓海，需气血不断地上充以濡养，如因颈部经络阻滞，气血上充脑部受阻，则可出现"上虚"症状。范师研究椎系眩晕近15年，通过5个相关课题研究，对1680例以眩晕为主症的患者，经椎动脉彩色多普勒超声检测结合CT血管造影三维重建（3D－CTA）对照研究，基本摸清了椎动脉各生理段血管形态病理学改变的类型。对椎系眩晕的诊断采用"1＋2"诊断法，即符合头晕为主症，视物模糊、头痛头涨、耳鸣（耳塞）、恶心（呕吐）4项次症中符合2项或以上，即可诊断为椎系眩晕，对照椎动脉多普勒超声检测和3D－CTA的检查结果，其阳性检出相符率达90%以上。针对符合椎系眩晕诊断的患者，运用开源增流法、补偿平衡法、解痉通畅法，合称为"三部推拿法"技术，其治愈好转率达90%以上。该技术获浙江省中医药科学技术奖2项，浙江省科学技术奖二等奖、三等奖各1项。

对于该患者，范师分析认为，之所以患者经过近10年的治疗而无果，关键是没有找到准确的治疗切入点。10年就医的检查只关注了颈动脉系统问题，而忽略了椎动脉系统，就连普通的多普勒超声检查也只做了颈动脉，以致造成各种检查均无对症性的阳性指征的结果。而事实上，该患者的头晕症状恰恰是椎－基底动脉痉挛导致小脑供血不足而造成的。该患者在针对病因进行治疗后疗效显著，成为范师"症因相关，有错必纠"诊疗思维的典型案例。

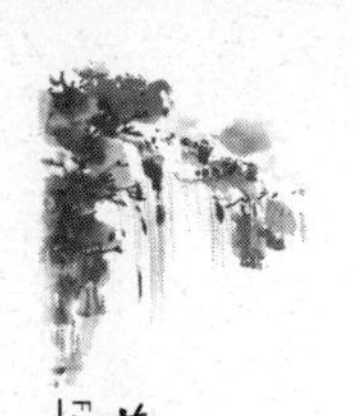

附　三部推拿法

“三部推拿法”是在椎动脉3D－CTA影像学检查指导下，根据不同的椎动脉形态学改变的部位和性质，进行定点、定位、定方向的一套规范的操作手法。其优点是病因、病理更明确，病变部位、性质更精确，手法操作针对性更强。该技术既可组合应用，也可根据病变部位及数量灵活应用；结合颈椎整复相辅相成，合而用之，效果更好。具体操作方法如下：

（1）开源增流法。主要针对椎动脉起始段（V_1段）纤细（图1）、椎动脉高位横突孔进入（图2）导致游离段过长而引起的椎动脉供血不足。取双侧颈臂穴，用拇指或食指螺纹面向内下方做按揉法（图3）。如果3D－CTA显示一侧纤细者，则以纤细侧为主，对侧为辅；两侧纤细者，左右侧交替进行，操作时间10分钟，每分钟100～110次。治疗后复查可见纤细侧供血改善，血管增粗可见（图4）。

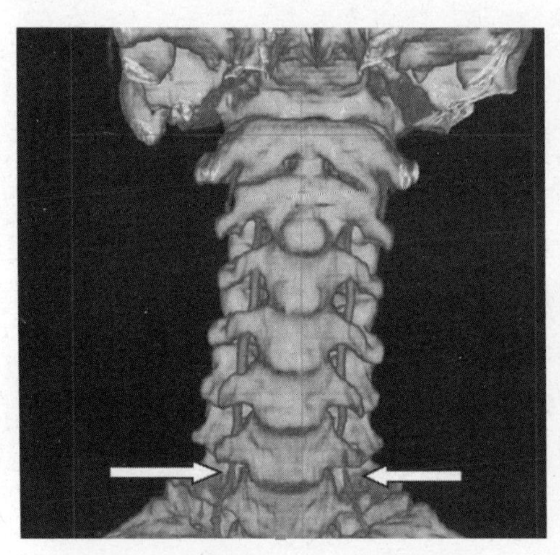

图1　两侧椎动脉V_1段痉挛治疗前

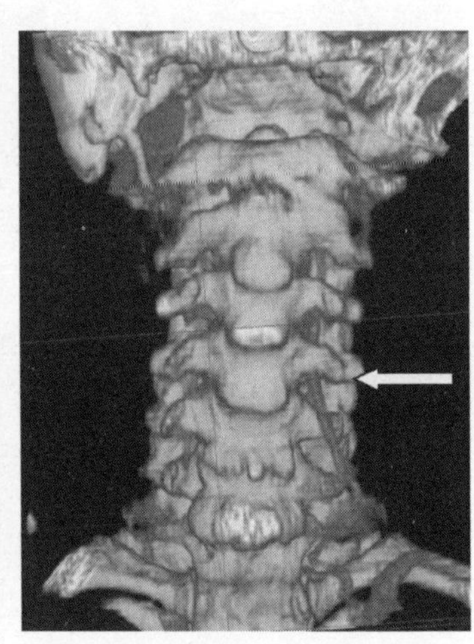

图2　椎动脉高位横突孔进入

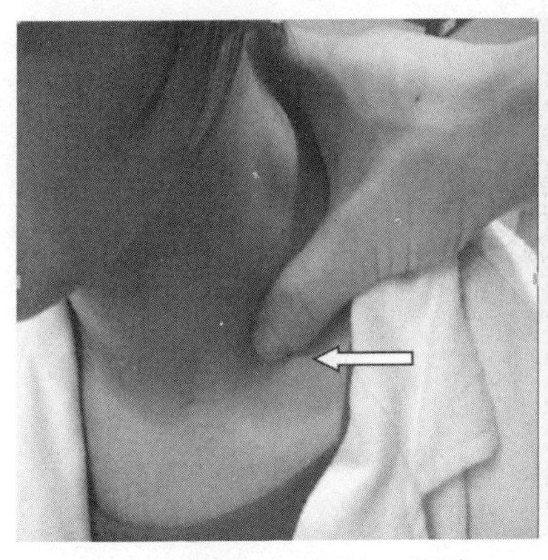

图3　开源增流法：颈臂穴一指禅

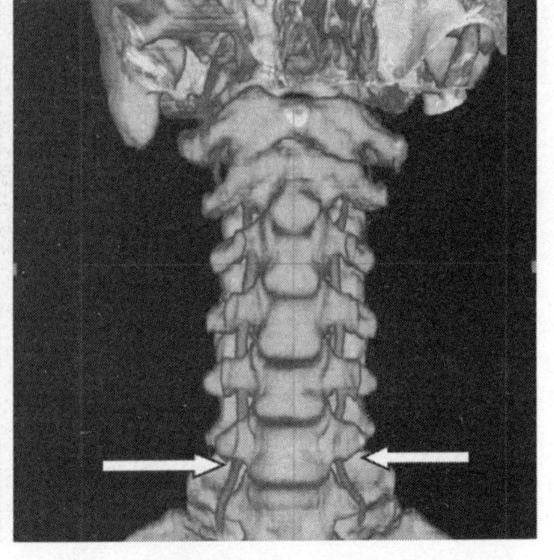

图4　两侧椎动脉V_1段痉挛治疗后

（2）补偿平衡法。主要针对横突孔内段（V_2段）椎动脉痉挛纤细（图5）引起的椎动脉供血不足。取双侧华佗夹脊颈段，用一指禅推法（图6），使力作用于颈椎各节段后关节处。经3D－CTA检查显示一侧纤细者，治疗操作以纤细侧为主，对侧为辅；两侧纤细者，左右侧交替进行，操作时间10分钟。对有颈椎序列不整、颈椎失稳者，取仰卧位行拔伸整复手法，拔伸牵引力以患者足尖微微拉动为宜，旋转幅度控制在颈椎生理活动许可范围内，左右各1次。一指禅推法作用频率以每分钟110～120次为宜，旋转整复手法在一个疗程内整复3次。

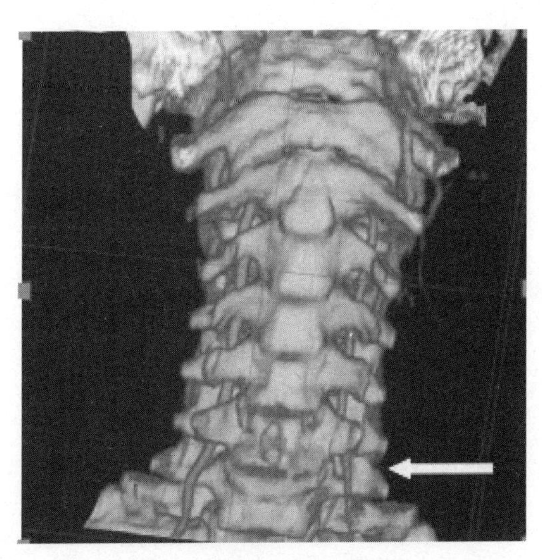

图5　左侧椎动脉V_2段纤细

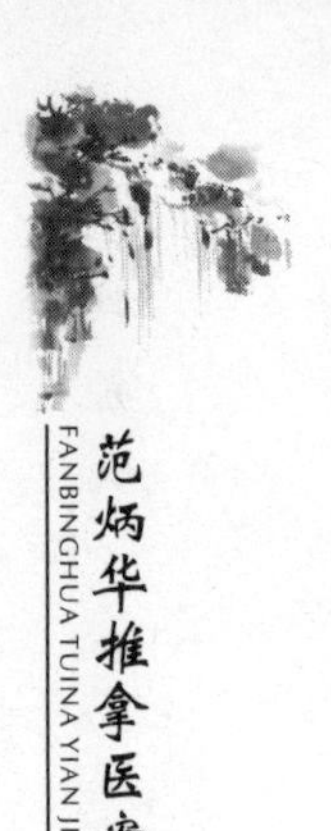

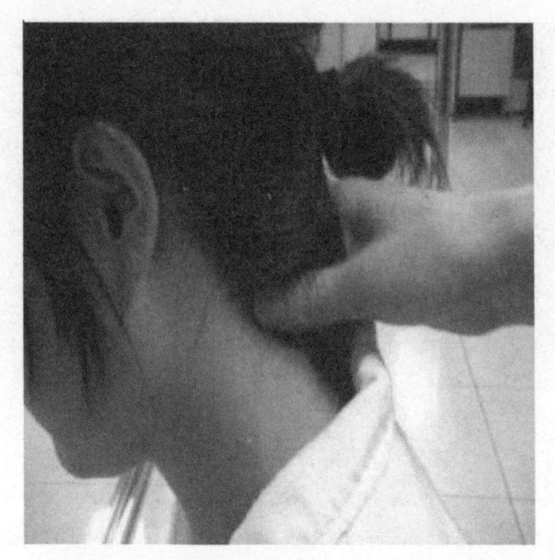

图6　V_2段补偿平衡法：华佗夹脊一指禅

(3) 解痉通畅法。主要针对椎动脉寰枕段(V_3段)受椎枕肌、寰枕筋膜痉挛、卡压等因素刺激，引起椎动脉痉挛而造成的椎－基底动脉供血不足(图7)。取双侧风池穴，用拇指尺侧偏峰按于风池穴，左拇指推右侧风池穴，右拇指推左侧风池穴(图8)。手法作用力沿寰枕关节向脊柱内上方推动。一侧手法操作时间10分钟，左右交替操作。手法作用频率以每分钟110～120次为宜。以上推拿治疗隔日1次，每次30分钟，5次为一个疗程。该患者在疗程结束后复查发现，治疗前部分显示不清的V_4段血管已显影(图9)。

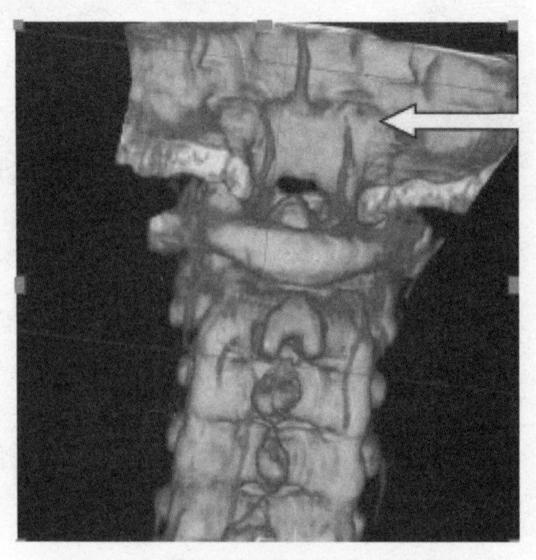

图7　治疗前左侧椎动脉V_4段不显影

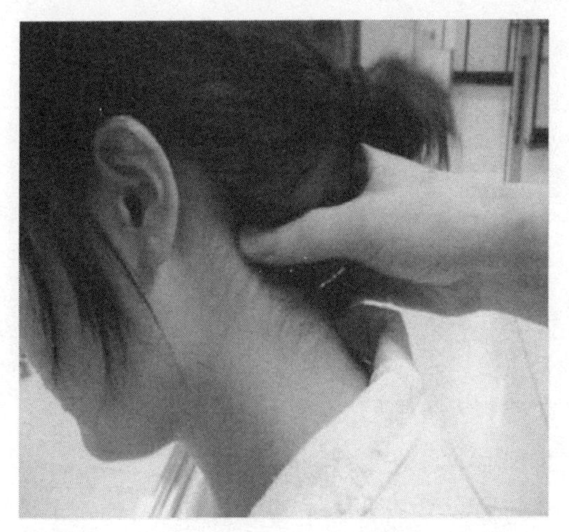

图8　V_3、V_4段解痉通畅法:风池穴一指禅

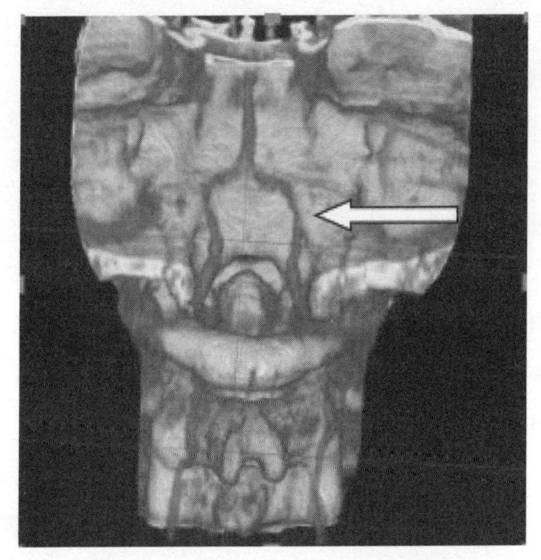

图9　治疗后左侧椎动脉V_4段显影

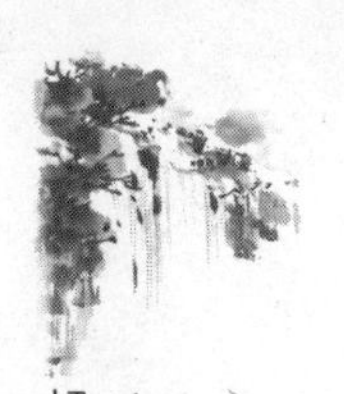

（二）颈僵型项痹病案

【病案】

·患者· 女，34岁。

·初诊· 2014年6月，患者精神焦虑。

·主诉· 颈项痛连及肩背痛反复发作半年，加重4～5天。

患者半年前因劳累导致颈项疼痛，连及肩背，经当地医院针灸推拿治疗后好转，4～5天前因受凉，上述症状复发并加重，颈项僵硬疼痛，活动受限，并伴有头痛，视物模糊，特来范师处就诊。

·专科检查· 颈部僵硬板滞，左侧颈部及肩部肌肉痉挛，诸方向活动均受限，右$C_{4\sim5}$、$C_{5\sim6}$椎旁压痛（+）。

·辅助检查· 颈椎X片示颈椎生理曲度变直，$C_{4\sim7}$椎体前缘增生，后关节毛糙。

·中医诊断· 项痹病。

·西医诊断· 颈型颈椎病、颈椎紊乱症。

·推拿治法· 解痉松肌，纠正椎骨紊乱。

范师根据颈椎病所产生的临床表现，按照中医“经络所过，主治所及”原则，结合颈椎解剖结构、生理功能、经络分布以及所累及的经络、关节、神经、血管和软组织，建立点、线、面结合的症因推拿法，即五线五区十三穴推拿法。

1. 五线（根据累及部位选择应用）

（1）督脉线（颈后线）。自风府穴至大椎穴连线，用一指禅推法、按揉法、擦法操作，累计2～3分钟。

（2）华佗夹脊线（椎旁线）。自风池穴至颈根穴（注：大椎穴旁开1寸）连线，左右各一线。用一指禅推法、按揉法、拿法、擦法操作，累计

3～5分钟。

(3) 少阳合阳明线(颈旁线)。自枕骨乳突至颈臂穴(注:缺盆穴内1寸)连线,左右各一线。用一指禅推法、按揉法、擦法、抹法操作,累计2～3分钟。

2. 五区(根据累及部位选择应用)

(1) 肩胛带区。冈上肌区域,左右各一区。由肩峰端向颈根部施㨰法、拿法、擦法操作,累计3～5分钟。

(2) 肩胛背区。冈下肌区域,左右各一区。用㨰法、按揉法操作,累计1～2分钟。

(3) 肩胛间区。两肩胛骨内侧缘区域。用一指禅推法、按揉法、拨揉法操作,累计2～3分钟。

3. 十三穴(根据累及部位选择应用)

风府穴、风池穴(双)、颈根穴(双)、颈臂穴(双)、肩井穴(双)、肩外俞穴(双)、天宗穴(双)。用一指禅推法、按揉法、拨揉法等操作,每穴1～2分钟。

4. 用定位旋转提颈扳法纠正$C_{4\sim5}$椎间关节紊乱

经3次治疗患者症状基本缓解,至今未见复发。

·按语·

颈僵型项痹病即颈型颈椎病,是推拿科临床上最为常见的颈项疾病之一,多发于年轻患者,长期从事伏案或电脑工作,主要表现为颈项肩臂酸痛僵硬、颈项活动受限,严重者甚至出现头痛、失眠等神经衰弱症状,影响患者的日常工作生活。传统的推拿疗法治疗本病的效果已被广泛认可,但本病颈项的酸痛范围可涉及枕后部、颈前部、颈后部、颈根部、肩背部或上肢等多个部位。传统疗法注重的是面积较为广泛的治疗,而范师认为,若能有针对性地结合病变部位来确定治疗方案,可进一步提高疗效,达到事半功倍的效果。范师在传统推拿的基础上,借鉴和吸收现

代解剖学的内容，将颈项部划分为五线、五区，结合中医经络腧穴理论，突出了手法治疗本病所关注的作用点、作用力和作用力方向等，其疗效与推拿手法的选择以及手法操作的部位密切相关，使治疗更具可操作性和针对性。

从现代解剖学上看，五线中的督脉线（风府穴至大椎穴线），即颈椎棘突连线；华佗夹脊线（风池穴至颈根穴线），即颈椎椎体之间后关节排列的连线；颈部少阳合阳明线（乳突至缺盆穴线），即颈椎横突之间的连线。以相应的手法在此五条线上进行操作，主要针对由颈椎椎体和颈夹肌、颈部斜方肌、胸锁乳突肌、斜角肌等异常造成的颈项部肌肉酸痛、眩晕以及活动欠利的临床症状。五区中的肩胛带区，即冈上肌区域；肩胛背区，即冈下肌区域；肩胛间区，即两肩胛骨内侧区域，主要针对由颈椎退行性改变所引发的冈上肌、冈下肌、肩背部斜方肌、菱形肌等异常造成的肩背上臂酸痛麻木的临床症状。

经临床验证，五线五区十三穴推拿疗法能够很好地改善颈型颈椎病疼痛、麻木、眩晕、颈椎活动受限、颈椎曲度异常等症状和体征，体现了推拿手法温经散寒、舒筋通络的治疗作用，疗效确切，值得推广。

该治疗中的颈椎定位旋转提颈扳法是范师临床最常用的整复手法之一。该手法要领并不在于旋转扭动，而在于旋转的同时向上提颈，以加大椎间隙，为椎间关节活动创造条件，让错缝的后关节在关节间隙被拉宽的状态下自行调整至正常位置，安全性较好。

附一　五线五区十三穴

1. 五线

(1) 督脉线(颈后线)。自风府穴至大椎穴连线。

(2) 华佗夹脊线(椎旁线)。自风池穴至颈根穴(注:大椎穴旁开1寸)连线,左右各一线。

(3) 少阳合阳明线(颈旁线)。自枕骨乳突至颈臂穴(注:缺盆穴内1寸)连线,左右各一线。

2. 五区

(1) 肩胛带区。冈上肌区域,左右各一区。

(2) 肩胛背区。冈下肌区域,左右各一区。

(3) 肩胛间区。两肩胛骨内侧缘区域。

3. 十三穴

风府穴、风池穴(双)、颈根穴(双)、颈臂穴(双)、肩井穴(双)、肩外俞穴(双)、天宗穴(双)。

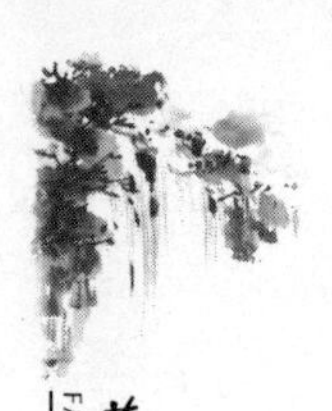

五线五区十三穴详见图10、图11。

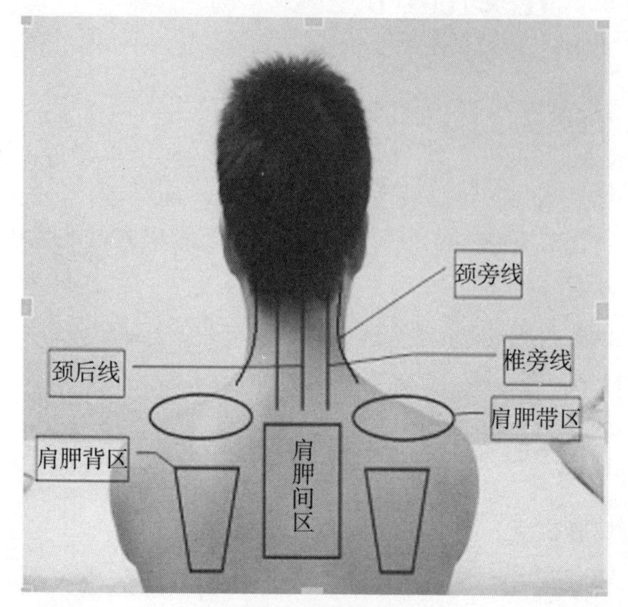

图10　五线五区

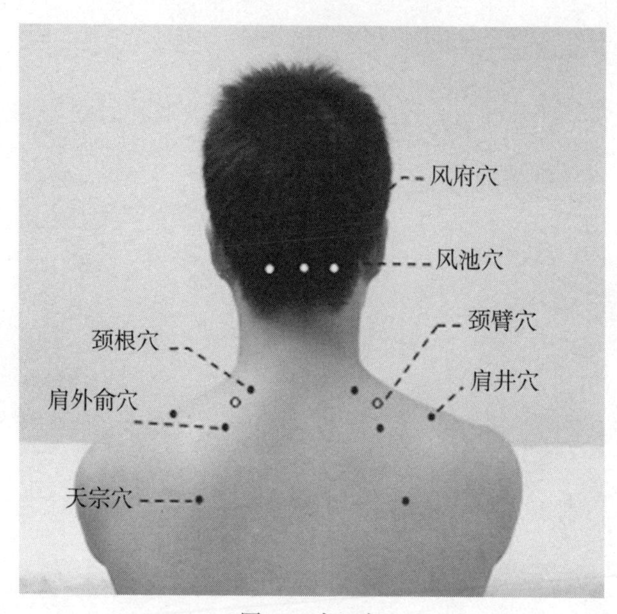

图11　十三穴

附二　定位旋转提颈扳法

定位旋转提颈扳法针对有颈椎后关节错缝或后关节增生的颈椎病患者。患者取坐位，以一手拇指顶按对侧的相应节段，另一手托住患者下颌部，向狭窄的对侧方向旋转至45°～60°过程中提升颈椎，听到“咯嗒”声响即可（图12）。

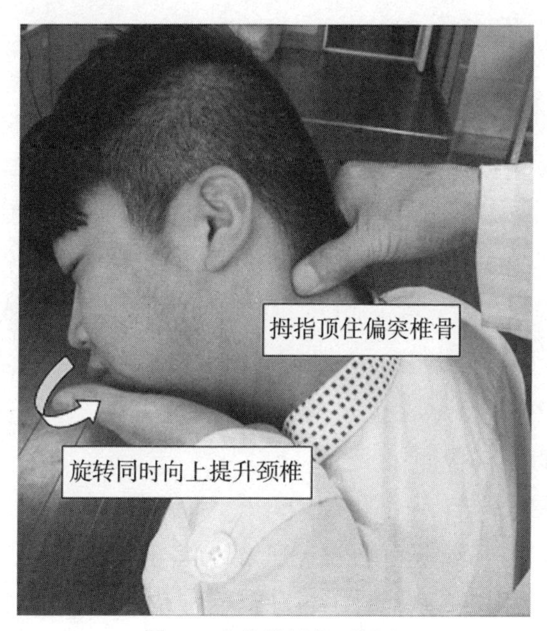

图12　定位旋转提颈扳法

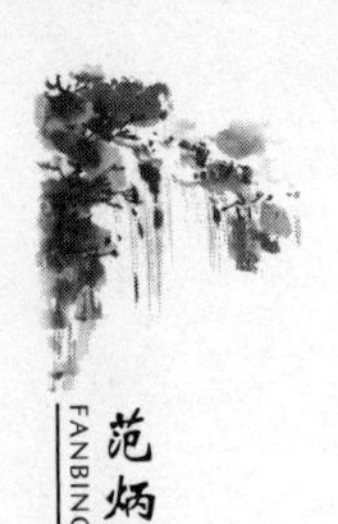

（三）肩胛提肌劳损案

【病案】

·患者· 女，38岁。

·初诊· 2014年3月，患者神清，略焦虑。

·主诉· 颈痛牵掣左肩胛骨2年余。

患者2年前因劳累致颈痛，并伴左肩胛骨内上角牵掣痛，无明显外伤史。期间接受盲人推拿，但症状未见明显改善，今特来门诊就诊。

·专科检查· 颈曲变直，$C_{2\sim3}$左侧、$C_{3\sim4}$右侧横突后结节有明显压痛（＋＋），左肩胛骨内上角压痛（＋），肩部肌肉突起呈包块状，颈后伸、右旋、右侧屈受限，肩关节活动正常，上肢肌力正常，浅感觉无异常。

·辅助检查· X线检查示：颈椎生理曲度变直。

·中医诊断· 痹证。

·西医诊断· 肩胛提肌劳损。

·推拿治法· 舒筋活血，温经通络，解痉止痛。

范师指导用㨰法、按揉法沿督脉及患侧华佗夹脊做上下往返的反复操作，以患侧肩胛提肌起止点为重点，以达理筋整复的目的。患者因长期接受盲人推拿重手法治疗，耐受力较强，尤其在肩部肌肉突起处，一再要求术者加重手法力度。范师以$C_{2\sim3}$左侧、$C_{3\sim4}$右侧后关节痛点部位为定点对颈椎进行整复，整复后患者颈部活动轻松自如，无明显受限，肩胛骨内上角拘急感减轻，后经3次治疗基本恢复，未见复诊。

·按语·

该患者有颈痛伴颈部活动受限，以及左肩胛骨内上角压痛和肩部酸痛不适的症状，容易诊断为肩胛提肌或斜方肌劳损。而盲人推拿治疗师常把治疗重点放在局部肌肉，长期重手法治疗后导致局部筋膜增厚，但其症状并未缓解。其原因何在？范师先从生理解剖上分析，肩胛提肌位于胸锁乳突肌和斜方肌深面，起自上位 $C_{3\sim4}$ 横突的后结节，斜向后下稍外方走行，止于肩胛骨内上角和肩胛骨脊柱缘的上部。该肌受发自脊神经颈丛的 $C_{3\sim5}$ 颈神经和臂丛的肩胛背神经支配（图13）。因此，当颈部 $C_{3\sim5}$ 节段出现病变，刺激颈部相应的神经根时，会出现肩胛部的牵掣酸痛感，这和局部劳损的症状非常相似，很容易混淆。而肩胛提肌受损时，也会引起颈椎侧屈、后伸、回旋受限，甚至会刺激肩胛背神经，引起肩背部放散痛。该患者的颈部活动受限症状，范师认为其病因是在颈部，需要重点治疗的也应该是颈部，而不是肩胛提肌局部，否则盲人推拿的治疗不会没有任何效果。范师常常提出在诊断病因时，应该建立这样一种诊断思路，即将局部的和远道病变的可能性，均纳入我们的思考范畴，仔细分析病因，进行对因治疗才是要务，即建立"有症必有因，症因相关"的诊断思维。因此，对于该案例，除了局部针对性的放松手法治疗外，还应对其病因——颈部 $C_{3\sim5}$ 节段进行整复治疗，而之后治疗的效果也很好地佐证了该治疗思路的正确性。

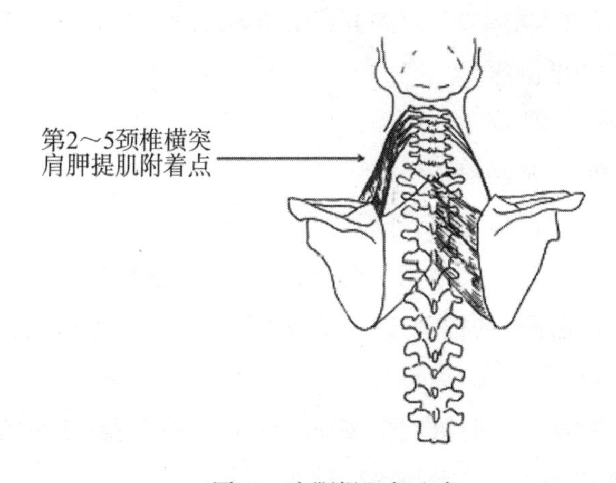

图13　肩胛提肌起止点

范师认为，从"有症必有因，症因相关"这一诊断思维出发，我们对临床上遇到的任何一种症状，都要从多方面的查体入手，根据临床症状与生理解剖学的关系，综合分析症状与病因的相关性，明确病变部位，做到以病因为治疗主体，有的放矢地指导治疗。该患者经范师以 $C_{2\sim3}$ 左侧、$C_{3\sim4}$ 右侧后关节痛点为定点进行整复后，肩胛提肌局部酸胀症状马上得到缓解，这就很好地佐证了范师"治因为先"临证思维的有效性和实用性。

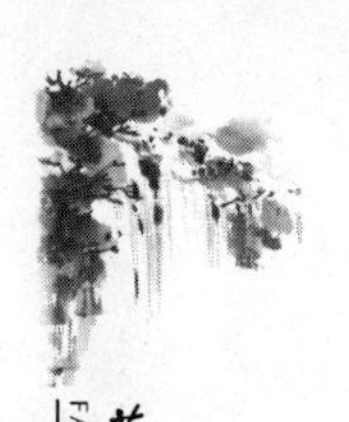

（四）神经根型项痹病案

【病案】

·患者· 女，52岁。

·初诊· 2014年6月。

·主诉· 颈项痛伴右上肢桡侧三个半手指麻木半年，加重3个月。

患者半年前突发颈项痛伴右上肢桡侧三个半手指麻木，经当地医院针灸推拿治疗后好转，3个月前颈项疼痛复发并加重，特来就诊。

·专科检查· 颈曲可，$C_{6\sim7}$右侧椎旁压痛（+），各方向活动均正常，右上肢握力可，右拇指、食指、中指三指感觉迟钝。神经根牵拉试验阳性。

·辅助检查· 颈椎CT示$C_{5\sim6}$、$C_{6\sim7}$椎间盘突出。X片示颈椎生理曲度变直，椎体序列不稳，关节突关节密度增高，左斜位$C_{3\sim4}$、$C_{4\sim5}$椎间孔变窄，大小不等，颈椎侧弯。

·中医诊断· 项痹病。

·西医诊断· 神经根型颈椎病。

·推拿治法· 活血化瘀，舒筋通络。

选取五线五区十三穴中相应累及部位进行手法操作，并对偏歪的椎骨进行整复，纠正颈椎的椎骨紊乱，减少对周围软组织和神经根的刺激，以缓解症状。

（1）应用㨰法、一指禅推法、按揉法等在肩颈项背部区域操作，从五线五区十三穴中选取相应部位进行操作。

（2）相应神经根节段治疗。因该患者上肢麻木疼痛感放射到右侧拇指、食指、中指及环指的桡侧半指（三指半），取同侧$C_{6\sim7}$椎间隙，用一指禅推法、按揉法操作，累计3～5分钟。

（3）整复椎间关节紊乱。该患者颈椎X片显示：颈椎生理曲度变直，椎体序列不稳，关节突关节密度增高，左斜位$C_{3\sim4}$、$C_{4\sim5}$椎间孔变窄，大小不等，颈椎侧弯，用定位旋转提颈法纠正$C_{6\sim7}$椎间关节紊乱，并用颈椎侧向杠杆扳法，纠正椎间孔变形变窄现象。

经5次治疗后患者基本恢复，至今未见复发。

·按语·

神经根型颈椎病是临床上最为常见的颈椎疾病之一，由其产生的颈项肩臂酸痛、上肢疼痛麻木等症状严重影响了患者的日常工作和生活。

对于神经根型颈椎病患者，根据表现出来的上肢疼痛酸麻部位，可判断受刺激的相应神经节段。我们推拿治疗的重点就该放在此节段周围，并纠正该段颈椎的后关节紊乱。例如，疼痛酸胀放射到拇指根部者，其异常节段在$C_{5\sim6}$椎间隙；放射到拇指、食指、中指及环指的桡侧半指(三指半)者，其异常节段在$C_{6\sim7}$椎间隙；放射到小指及环指的尺侧半指(一指半)者，其异常节段在C_7～T_1椎间隙。分析这些患者的颈椎X片，常可发现其颈椎椎间孔有变形现象。范师经过多年观察发现，椎间孔变形可有两种类型：一种为上下径狭窄，横径增大，椎间孔变扁圆；另一种为上下径增大，横径减小，椎间孔变窄。造成第一种情况的原因多为椎间盘退化，椎间隙变窄后，上下椎体接近，关节囊受压，小关节错位或重叠，出现椎间孔横径增大，在这种情况下可选择颈椎侧向杠杆扳法，以拉伸受压的关节囊或重叠的关节。造成第二种情况的原因则和颈椎后关节的解剖特点有关。颈椎后关节面有自前上向后下倾斜的解剖特点，当椎间盘变性时，上位椎体有沿该斜面向后滑而发生半脱位的趋势，造成椎间孔前后径相对变小而挤压颈神经根；或者因小关节增生，骨刺突入椎间孔造成椎间孔骨性狭窄。这样的情况，在X片上显示椎间孔横径变小，范师临床上应用定位旋转提颈法来纠正后关节的紊乱。

附一　颈椎侧向杠杆扳法

颈椎侧向杠杆扳法针对椎间孔上下径狭窄的患者。椎间孔上下径狭窄多由于椎间盘退化、椎间隙变窄、上下椎体接近关节囊重叠嵌压或关节错位重叠而造成。具体操作如下：患者取坐位，以一手食指掌指关节的桡侧部顶住对侧的相应节段后关节处，另一手按住狭窄侧的头部向对侧揿按，两手顶按同步协调进行，听到"咯嗒"声响即可（图14）。

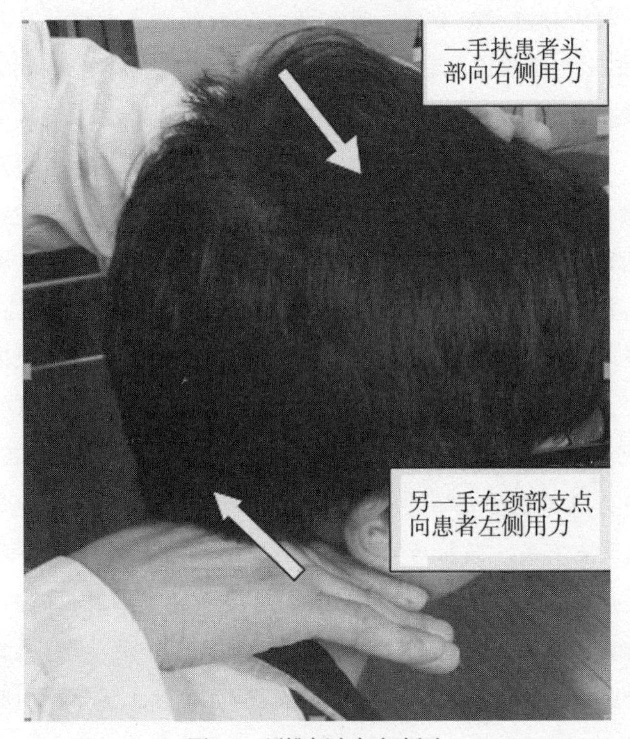

图14　颈椎侧向杠杆扳法

附二　颈椎后伸杠杆扳法

颈椎后伸杠杆扳法针对颈椎生理曲度变直、消失及反弓等改变的患者。患者取坐位，术者以左手虎口托住患者后枕部，手掌尺侧抵住颈根部，以手掌为支点，右手托住其下颌部向后推按，形成杠杆作用以加大颈椎生理曲度（图15），重复5～8次。

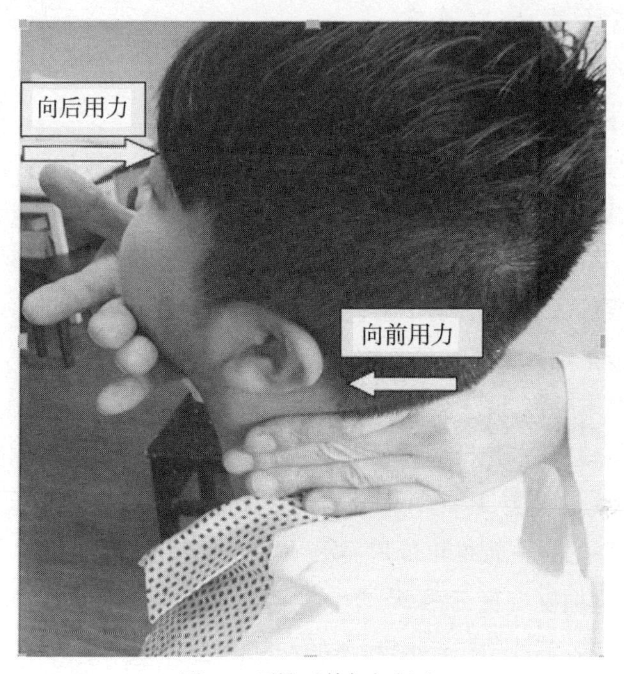

图15　颈椎后伸杠杆扳法

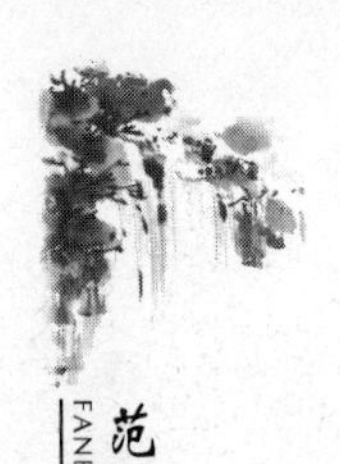

（五）眩晕案

【病案】

·患者· 女，54岁，务农。

·初诊· 2009年4月，患者神清，一般情况可。

·主诉· 头晕、耳鸣、视物模糊3个月。

患者3个月前不明原因出现头晕，以为近日劳累缘故没特别留意，休息几天后症状自行缓解。数日后因淋雨颈部受凉，头晕症状加重，并伴有双侧耳鸣，视物不清，甚至猝倒1次。曾到当地医院就诊，血压正常，耳鼻喉科、眼科检查均正常，予以西比灵胶囊、谷维素口服1周，疗效不明显，遂来本院某科就诊收住入院。予以扩血管、针灸、理疗等治疗2周，症状仍未改善，请求会诊。

·专科检查· 颈椎生理弧度变直、向右侧弯，上颈段右侧肌肉紧张明显，右侧$C_{2\sim3}$偏突，压痛明显，颈椎活动功能可。

·辅助检查· 颈椎正位片显示颈椎排列紊乱、序列不齐，侧位片显示颈椎生理曲度变直、后关节增生明显；张口位显示环齿关节间隙不对称，左宽右窄，多普勒检查示椎-基底动脉流速减慢。

·中医诊断· 眩晕病(椎系眩晕)。

·西医诊断· 梅尼埃病、椎动脉供血不足。

·推拿治法· 仰卧位拔伸旋转颈椎扳法。

患者先取俯卧位，行颈椎局部放松治疗后，取仰卧位，术者站在患者头端，一手托患者后枕部，大拇指顶在$C_{2\sim3}$压痛偏突位置，另一手托下颏部，将头向左侧或右侧转至最大幅度时，嘱患者放松颈部，在拉伸状态下，用托后枕的手的拇指，向下按压上颈段，另一手同时做快速的扭转扳动，感觉拇指下有关节移动复位感，同时听到“咔嗒”声，复查$C_{2\sim3}$后关节压痛减轻，偏突消失，患者当即感觉头晕症状减轻大半，第二天即办理出院手续。

患者于6月因劳累又觉头晕，但程度较轻，害怕又复发，遂前来门诊复诊，予以前法操作1次，至今已5年未复发。

·按语·

该案例治疗方法十分简单，治疗过程也很简短，但要确定引起头晕的病因不那么容易。分析该患者的就医经历，前3个月的诊治过程是符合医理的，首先明确了患者的头晕是椎动脉供血不足造成的这一诊治思路是正确的；其次，予以扩血管，营养神经，针灸、推拿、理疗等物理疗法治疗也是正确的，为什么治疗效果会不理想？是否存在其他影响疗效的因素？范师回顾这一病例时提到，当时查到右侧$C_{2\sim3}$偏突的关节突压痛，心里就闪出一个念头，是不是因关节突偏突而影响椎动脉痉挛导致头晕呢？立即在治疗过程中予以关节整复，没想到有如此效果。右侧$C_{2\sim3}$偏突的关节突因错缝而刺激到椎动脉，可引起椎动脉痉挛，导致椎－基底动脉供血不足，所以后循环缺血产生头晕这一病理机制是存在的。因此，针对该病因进行的治疗肯定是有效的。该案例提示我们只要找准病因，对因治疗，很多问题都会迎刃而解，难就难在准确的病因在哪里，怎么找。这就需要我们平时在临床诊治过程中详细查体，以得到更多的信息，同时需要我们多积累相似病例，多动脑，来寻找诊断思路。

仰卧位拔伸旋转颈椎扳法是范师众多整复手法中的又一安全性较高的整复手法。其动作要领仍然在于“拔伸”，目的在于拉宽椎间隙，为旋转整复创造条件。为了准确定位整复节段，范师通过调整颈部抬离床面的大致高度来确定，具体见以下手法操作。

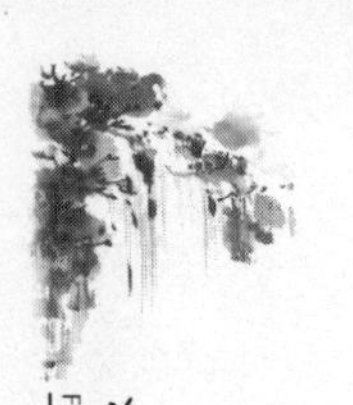

附　仰卧位拔伸旋转颈椎扳法

（1）上颈段（$C_{2\sim3}$节段）扳法。患者仰卧，颈部放松，术者一手托患者后枕部，另一手托住下颏部，将头向左侧或右侧转至最大幅度时，在拉伸状态下，用托后枕的手的拇指向下按压上颈段，另一手同时做快速的扭转扳动（图16）。

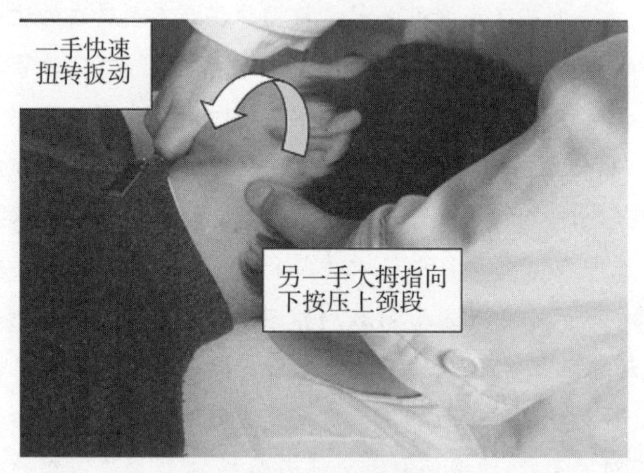

图16　仰卧位上颈段扳法

（2）中颈段（$C_{3\sim5}$节段）扳法。患者仰卧，颈部放松，术者一手托患者后枕部，另一手托住下颏部，将头向左侧或右侧转至最大幅度时，在水平拉伸状态做快速的扭转扳动（图17）。

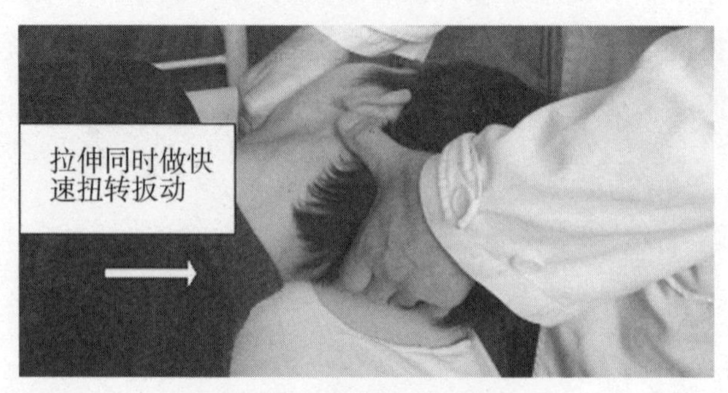

图17　仰卧位中颈段扳法

（3）下颈段（$C_{5\sim7}$节段）扳法。患者仰卧，颈部放松，术者一手托患者后枕部，另一手托住下颏部，将头转向左侧或右侧，在头转至最大幅度时，托后枕部的手向上抬起，使支点移至下颈段时做快速的扭转扳动(图18)。

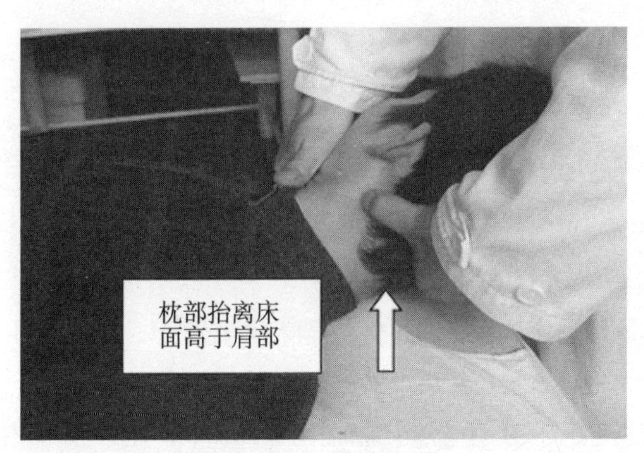

图18　仰卧位下颈段扳法

三种针对不同节段的扳法在于转颈时，颈部抬高离开床面的距离不同，即扭转时的支点分别落在不同的节段，以利于针对该节段的整复。

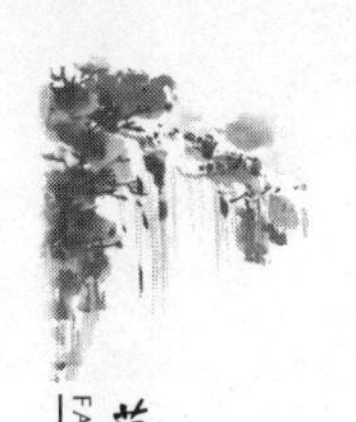

（六）下肢疼痛案

【病案】

·患者· 男，45岁。

·初诊· 2014年9月。

·主诉· 腰痛伴右下肢放射性痛麻10余天。

患者因受凉致腰痛伴右下肢放射性痛麻，呈牵拉样疼痛，步履艰难，跛行，在某院骨科CT检查示：$L_{3\sim4}$椎间盘膨出，$L_{4\sim5}$椎间盘向右后突出，L_5～S_1椎间盘向左后轻度突出，诊断为腰椎间盘突出症，进行相应骨科治疗，症状仍未见改善。特来推拿科就诊。

·专科检查· 腰脊居中，生理曲度可，$L_{4\sim5}$、L_5～S_1椎旁压痛（+），右侧臀部肌肉萎缩、松弛，右侧梨状肌压痛（++）且触及条索状物，疼痛沿大腿外侧放射至小腿。双下肢等长，右直腿抬高65°，双“4”字试验阴性，双足趾肌力正常，双侧浅感觉无异常。

·辅助检查· CT检查示：$L_{3\sim4}$椎间盘膨出，$L_{4\sim5}$椎间盘向右后突出，L_5～S_1椎间盘向左后轻度突出。

·中医诊断· 腰腿痛、痹证、痿证。

·西医诊断· 梨状肌综合征，腰椎间盘突出症。

·推拿治法· 舒筋活血，通络止痛。

范师指导用㨰法、按揉法沿梨状肌体表投影区反复操作，再沿患侧大腿后外侧、小腿前外侧施㨰法和拿揉法，以缓解下肢坐骨神经分布区域的症状，另重点用拇指或肘尖弹拨法做与梨状肌呈垂直方向的弹拨治疗，松解梨状肌痉挛，并点按环跳、风市、委中、足三里等穴，以达理筋整复的目的。经10次治疗基本康复。

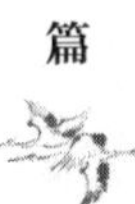

·按语·

范师认为该患者诊治重点在于诊断。患者虽有腰椎间盘突出，但体征表现与腰椎间盘突出症不符，患者直腿抬高试验阴性，腰部压痛不明显，“4”字试验也呈阴性，足大趾背伸跖屈肌力正常，双下肢浅感觉正常对称，没有提示坐骨神经根受刺激和压迫的征象。所以右侧臀腿痛应考虑坐骨神经干受梨状肌痉挛、挤压而引起。结合查体发现右侧梨状肌有压痛(＋＋)，且有条索状结节物，故诊断为梨状肌综合征。梨状肌与坐骨神经关系密切。它起于骶骨前面，经坐骨大孔出盆腔，止于股骨大转子尖，将坐骨大孔分为梨状肌上孔和梨状肌下孔两部分。在正常情况下，坐骨神经经梨状肌下孔穿过骨盆到臀部并继续下行。因此，当臀部受风寒湿邪侵袭，或闪、扭、下蹲等间接外力损伤后，可导致梨状肌痉挛、增粗或牵拉损伤，局部充血、水肿，引起无菌性炎症。由于肌肉及周围软组织局部张力增高，刺激或压迫了穿越其肌腹的坐骨神经和血管，进而出现一系列症状。该患者之前一直按照腰椎间盘突出症接受治疗，治疗重点集中在腰部，而没有考虑到臀部的梨状肌，没有将坐骨神经干受刺激所产生的症状考虑进去。在我们转变治疗方向，将治疗重点放到梨状肌上后，效果出现了明显的变化，10次治疗后患者基本痊愈。

这一案例提示我们，临床体格检查的确非常重要。腰椎间盘突出在影像学检查普及的今天，检出率非常高。但导致腰痛的原因众多，该腰腿(臀)痛症状，是否由于腰椎间盘突出，还是其他原因所致，则需要我们结合临床症状和体格检查来判断。因此，范师经常提醒我们，临证时要避免被影像学检查牵着鼻子走，要收集尽可能多的信息，运用自己的判断来明确诊断。

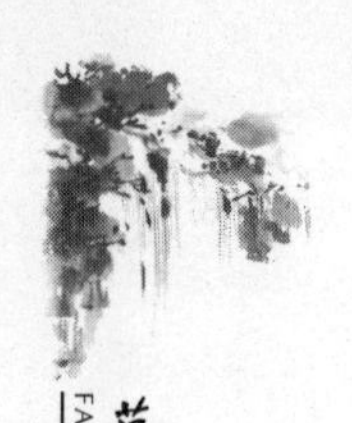

（七）腰椎滑膜嵌顿案

【病案】

·患者· 男，45岁。

·初诊· 2014年9月。

·主诉· 急性腰痛伴活动受限1天。

患者1天前因搬一根10m长的巨大树木而扭伤，致腰痛剧烈伴活动受限，上下床困难，不能直立和行走，惧怕任何动作，稍一活动则疼痛加剧，由同事用担架抬至门诊就诊。

·专科检查· 患者呈僵直屈曲体位，腰脊居中，生理曲度可，$L_{1\sim2}$椎旁压痛（++），腰肌紧张，余无殊。

·辅助检查· 未检查。

·中医诊断· 筋节伤。

·西医诊断· 腰椎滑膜嵌顿。

·推拿治法· 散瘀止痛，理筋整复。

经检查后范师应用腰椎斜扳法，左右各1次，患者立即感觉轻松，并能下地行走。

·按语·

范师分析该患者是由于动作失于协调或用力过猛，后关节滑膜被嵌顿于腰椎后关节之间，而导致腰部剧烈疼痛和活动受限。当腰椎前屈时，其后关节后缘间隙张开，由于关节内是负压状态，滑膜被吸入关节间隙，此时如突然起立或旋转腰椎，滑膜来不及退出而被嵌顿在关节间隙，即形成腰椎后关节滑膜嵌顿。由于滑膜内含有丰富的感觉神经末梢，受嵌压后即可引起剧痛，并导致反射性肌痉挛，引起恶性循环使症状加重。腰椎斜扳法是调整腰椎后关节紊乱的正骨手法。手法看似简单，如何掌握作用力的支点却很重要。

范师强调临证需明确损伤节段，以确定斜扳手法操作时的作用力支点。用力时应注意在旋转腰椎的同时，要有沿脊柱轴纵向的拉伸力，使脊柱在纵向牵引的状态下得到旋转，才能有效地调整后关节使之复位。但往往在损伤的急性期，腰部肌肉由于炎症刺激而严重痉挛，患者不易配合，不利于斜扳法的操作。因此，必要时应先运用放松手法，缓解肌肉痉挛；或口服消炎镇痛药，待损伤局部肌肉紧张和炎症缓解后，再选择相应的腰部扳法。

附 腰椎斜扳法

1. 患者取俯卧位,术者在患者腰部做㨰法、按揉法、一指禅推法等放松手法,缓解肌肉痉挛,为实施侧卧位斜扳法做准备。

2. 患者取健侧卧位,健侧下肢自然伸直,患侧下肢屈膝屈髋。术者面对患者站立,根据整复节段不同,分别采取以下不同的操作:

(1) 上段腰椎斜扳法。以一手按患者肩前部固定,另一手前臂肘部抵住患者臀部向内下揿按,当遇有阻力时,做一个瞬间增大幅度的扳动,此时使扭转的支点落在上腰段(T_{12}～L_2),常可听到“咔嗒”声,左右各扳动1次。

(2)中段腰椎斜扳法。以一手按患者肩前部向外推按,另一手前臂肘部抵住患者臀部向内下揿按,双手协同做相反方向的用力,当遇有明显阻力时,做一个瞬间增大幅度的扳动,此时使扭转的支点落在中腰段($L_{2\sim4}$),常可听到“咔嗒”声,左右各扳动1次。

(3)下段腰椎斜扳法。一手前臂肘部抵住患者臀部作固定,另一手按住其肩前部向外推按,当遇有明显阻力时,做一个瞬间增大幅度的扳动,此时使扭转的支点落在下腰段(L_4～S_1),常可听到“咔嗒”声,左右各扳动1次。

3. 腰椎斜扳法用力支点的选择有以下几个要点:

(1) 针对上段腰椎的,用力着重在臀部骨盆位置,肩部固定(图19)。

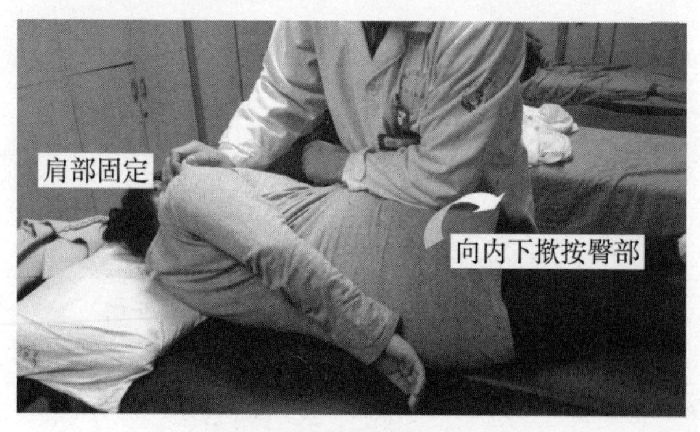

图19 上段腰椎斜扳法

（2）针对下段腰椎的，用力着重在肩关节位置，臀部固定（图20）。

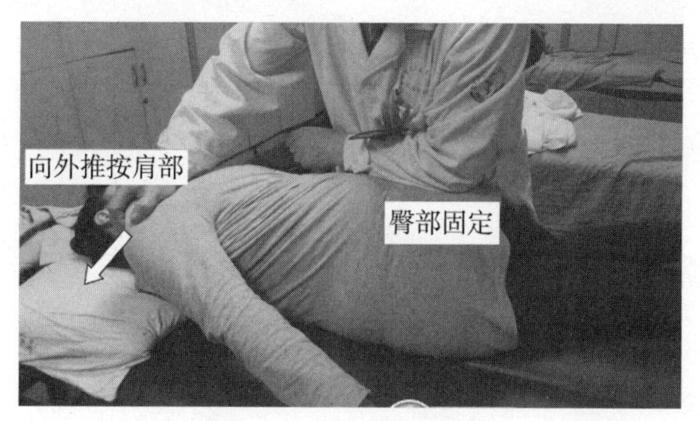

图20　下段腰椎斜扳法

（3）针对中段腰椎的，两端同时以相同力度向相反方向旋转并拉伸（图21）。

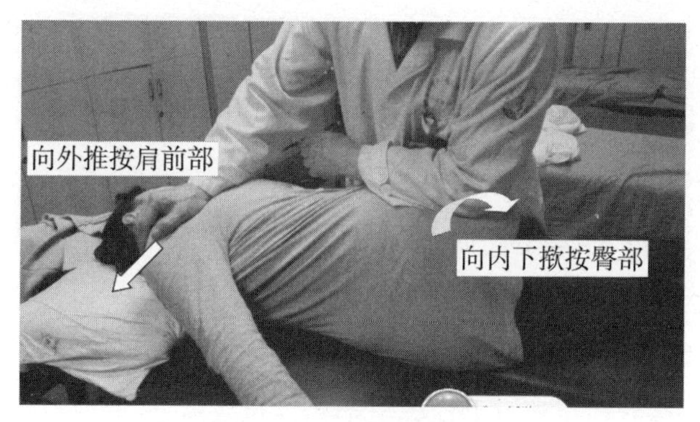

图21　中段腰椎斜扳法

这样能使着力点准确地落在需要整复的病变节段上。操作时要注意用力方向是沿脊柱纵轴两端拉伸用力，而不是盲目地反方向旋转用力。只有纵向用力使关节间隙伸展开后可以为解除滑膜嵌顿创造有利条件，并利用关节囊的负压使后关节自行调整回正常的解剖位置，这是操作斜扳法时需要掌握的关键技术。

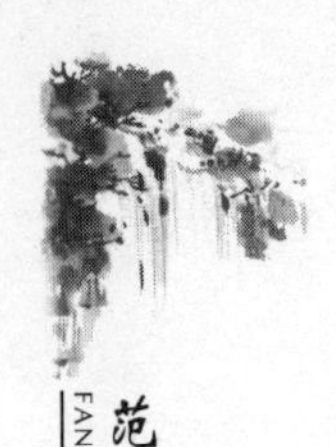

（八）棘上韧带损伤案

【病案】

·患者· 男，65岁。

·初诊· 2015年3月，患者神清。

·主诉· 腰部中间疼痛，活动受限1天。

患者昨日做家务搬重物时，突然觉得腰部疼痛，不能弯腰，弯腰则更痛，遂前来就诊。

·专科检查· 腰部活动受限，前屈30°，腰骶部脊柱中线部位疼痛，尤其是$L_{3\sim4}$、$L_{4\sim5}$，棘突压痛明显，轻度软组织肿胀，骶棘肌张力增高。

·辅助检查· X线摄片无明显异常。

·中医诊断· 急性腰扭伤。

·西医诊断· 棘上韧带损伤。

·推拿治法· 舒筋活血，消肿止痛。

患者取俯卧位，术者在疼痛周围区域反复行按揉法、㨰法和一指禅，手法轻柔，接着在压痛点上涂抹三辛椒膏行按揉法和一指禅予以膏摩，再沿棘上韧带自上而下推抹，使得损伤的韧带得以理顺。最后在棘上韧带及腰部施以擦法，以透热为度（图22）。治疗毕，患者起身后觉腰骶部发热，能弯腰至90°，自诉症状好转，遂离去。后续前法再治疗2次，基本痊愈。

·按语·

该患者急性腰痛，根据其腰痛和活动受限的症状，容易诊断为腰椎后关节紊乱或腰肌扭伤，但该患者疼痛位于脊柱中线的棘突上，且疼痛表浅，伴有轻度肿胀，故应考虑棘上韧带损伤。由于棘上韧带所在位置表浅，且目前为急性期，治疗时不宜用重手法，因此采用药物膏摩的方法

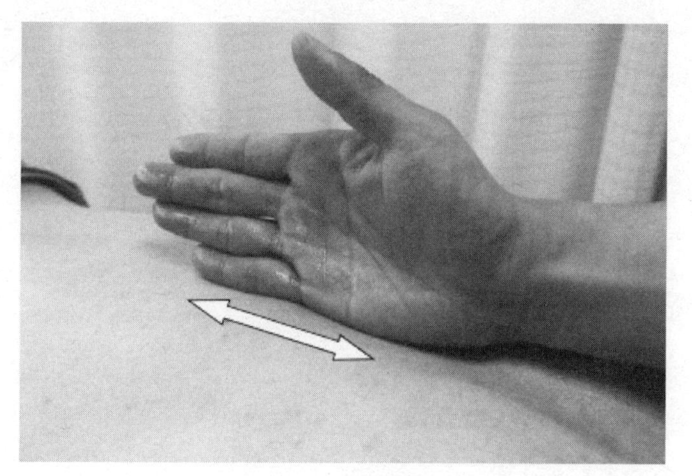

图22　棘上韧带擦法

比较适宜，而且按摩膏中含有消肿止痛的药物，通过手法作用容易被皮肤吸收，更好地作用于浅表的棘上韧带。范师反复强调治疗棘上韧带损伤的关键点在于要理顺棘上韧带，再配合擦法能更好地促进局部的血液循环，使得炎症和水肿消除。对于急性棘上韧带损伤的患者，一定要注意手法的轻柔。

（九）腰三横突综合征案

【病案】

·患者· 男，26岁。

·初诊· 2014年8月，患者神清。

·主诉· 腰痛1周。

患者习武，在日常锻炼过程中，常常觉得腰部疼痛不适，曾有扭伤史，遂前来诊治。

·专科检查· 第3腰椎横突处疼痛明显，按压则疼痛加剧。无双下肢疼痛，直腿抬高试验阴性。

·辅助检查· 未检查。

·中医诊断· 腰痛。

·西医诊断· 腰三横突综合征。

·推拿治法· 舒筋通络，活血化瘀，消肿止痛。

患者取俯卧位，术者在患侧第3腰椎横突周围用㨰法和一指禅缓解肌肉紧张，再结合弹拨法在腰三横突处做与条索状肌纤维垂直方向的弹拨，以患者感觉酸胀能忍受为度，最后以擦法直擦膀胱经结束治疗。治疗毕，患者站立自诉感觉良好，后续治疗3次未见复诊。

·按语·

第3横突位于腰椎生理前凸弧度的顶点，是承受力学传递的重要部位。第3腰椎横突特别长，且水平位伸出，附近有血管神经束经过，并有较多的肌筋膜附着，因此容易在外力作用下受损伤而引起该处附着肌肉反复撕裂、出血，造成瘢痕粘连、筋膜增厚挛缩，使血管神经束受摩擦、刺激和压迫而产生症状。因神经分布的关系，其表现出的酸痛症状一般不超过膝盖，可在大腿前、外侧出现酸痛不适症状。同时，在腰三横突局部，由于慢性炎症刺激下可出现软组织痉挛，在查体时可触及结节或条索状阳性压痛点，因此在治疗的时候一定要将手法作用到横突尖的痛点，以缓解肌肉痉挛，消除局部炎症和水肿(图23)。

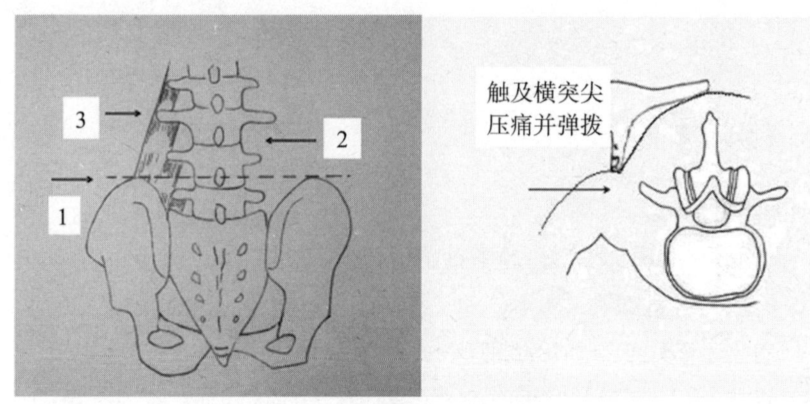

图23　腰三横突定位和弹拨法

1. 平髂嵴连线为L_4棘突　2. L_3棘突　3. L_3横突

临床实践发现，很多被诊断为腰肌劳损的患者，仔细查体常会发现在腰三横突存在明显的压痛点，其实确切地说应该是腰三横突综合征。腰三横突综合征多发生在体型瘦小的年轻女性，或者久坐、长期从事重体力劳动者。体型瘦小者腰部肌肉薄弱，加上弯腰弓背的坐姿，使腰三横突尖长期承受较大的应力。而从事体力劳动者或运动员患者是在劳动、运动过程中，横突尖长期磨损造成慢性炎症，从而产生症状。这些患者可存在腰椎生理曲度变直，这也可能是造成横突尖应力过大的原因之一。腰三横突综合征可以和其他腰部疾患同时存在，尤其是腰椎间盘突出症。但在很多情况下，医生一听到患者主诉为腰酸腰痛，就首先想到CT检查，如果检出有腰椎间盘突出的影像学表现，就会简单地作出腰椎间盘突出症的诊断。但是临床医生必须要考虑到，并不是所有的腰痛都是腰椎间盘突出引起的，粗略的诊断对推拿治疗没有帮助，只有通过临床仔细查体，找到准确的病因，得出正确的诊断，才能帮助我们找到针对性的治疗方案，大大提高推拿治疗的效果。

（十）特发性脊柱侧弯案

【病案】

·患者· 女，24岁。

·初诊· 2015年2月，患者神清。

·主诉· 背部不适1年。

患者1个月前参加瑜伽锻炼，在练习过程中因一些动作不规范，教练前来纠正时，发现其胸椎有侧弯的现象。为进一步诊治，前来范师处就诊。

·专科检查· 触诊发现脊柱从$T_{3\sim4}$开始侧弯，背部脊柱两侧广泛性压痛，右侧背部肌肉萎缩，左侧背部肌肉紧张。

·辅助检查· X片示胸椎呈“C”型向右侧弯曲。

·中医诊断· 痿证。

·西医诊断· 特发性脊柱侧弯。

·推拿治法· 舒筋理气，整复错位。

（1）患者俯卧，术者用推法、㨰法、弹拨法在脊柱两侧竖脊肌部位操作，在侧弯部位重点治疗，并反复揉肺俞、心俞、肝俞、脾俞、肾俞、大肠俞等穴。

（2）患者俯卧，全身放松，医者站于脊柱凸侧，一手用掌根紧紧按住侧弯脊柱的凸侧棘旁向凹侧推，另一手托住对侧肩部向后扳，一推一扳同步进行，推扳5～7次结束。

（3）患者站立，医者用抱颈提胸法整复。

·按语·

青少年特发性脊柱侧弯的病因，目前研究认为和遗传、神经系统功能异常、生物化学和生物力学等因素有关。多数人没有症状或症状不明显，只有X线表现异常。同时，椎旁肌肌力的不平衡与特发性脊柱侧弯有密切关系。肌纤维分Ⅰ型和Ⅱ型。Ⅰ型纤维也叫红肌纤维、慢缩肌纤维，Ⅱ型纤维又称为白肌纤维、快缩肌纤维。正常人两侧椎旁肌Ⅰ、Ⅱ型肌纤维的构成大致相等，但在脊柱侧弯的患者中常发现肌纤维类型构成改变，凸侧Ⅰ型纤维明显多于凹侧，且患侧伴有Ⅰ型肌纤维的群聚、肌萎缩等变化。由于凹侧肌纤维的过度负重，使肌肉病变更加集中和加重，肌纤维由Ⅰ型向Ⅱ型转变，而Ⅱ型纤维的特点是易疲劳，容易使乳酸堆积。肌肉病变随病程变长及Cobb角增大而加重。这给我们推拿治疗带来了契机，我们可以通过推拿手法调整脊柱两侧的肌肉张力，并通过侧扳法调整脊柱的后关节，以改善侧弯的脊柱。治疗关键是根据影像学来判断侧弯的程度和主侧弯的部位，侧扳法应以侧弯侧隆起椎棘突或后关节为支点，并配合垫枕法纠正和改善侧凸畸形。

（1）拉腿式定位侧扳法。患者取俯卧位，术者在患者背部行一指禅推法和㨰法，再结合脊柱旁压痛点点按治疗10分钟后，嘱咐患者全身放松，术者立于脊柱凸侧，一手用掌根紧紧按住侧弯脊柱的凸侧棘旁向凹侧推，另一手握住其下肢向后拉，一推一拉同步进行，推拉5～7次结束（图24）。

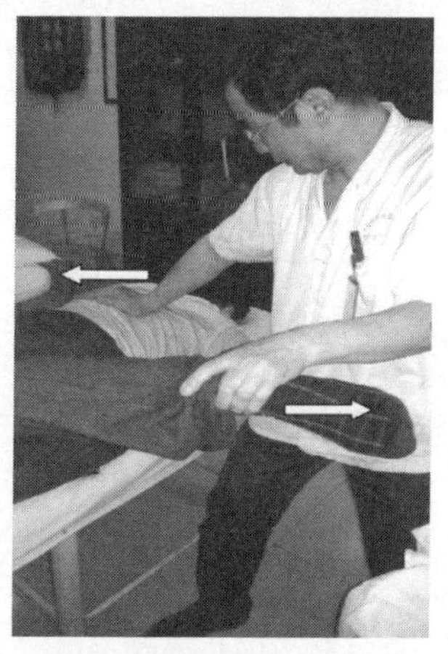

图24　拉腿式定位侧扳法

（2）扳肩式定位侧扳法。患者取俯卧位，术者在患者背部行一指禅推法和㨰法，再结合脊柱旁压痛点点按治疗10分钟后，嘱咐患者全身放

松，术者立于脊柱凸侧，一手用掌根紧紧按住侧弯脊柱的凸侧棘旁向凹侧推，另一手托住对侧肩部向后扳，一推一扳同步进行，推扳5～7次结束（图25）。

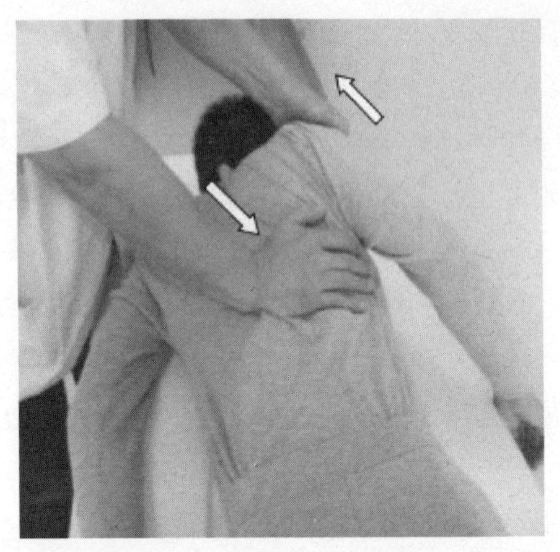

图25　扳肩式定位侧扳法

对于脊柱侧弯，范师擅长利用杠杆原理，使用垫枕法，以特定点作为垫枕点。

（1）"C"型侧弯（单侧弯）。利用晚上睡眠时用垫枕进行矫正。患者取侧弯胸椎凸侧侧卧位，以侧凸顶端为中心垫一厚枕，以矫正侧弯。垫枕的高度视侧凸程度而定（图26）。

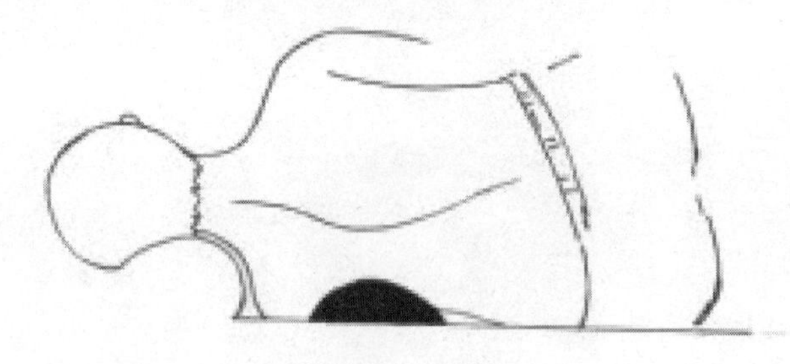

图26　"C"型侧弯

（2）"S"型侧弯（双侧弯）。由于其侧弯起于腰部，上面胸椎段的侧弯属于代偿性质，因此需要先纠正腰段的侧弯。若侧弯顶点位于上段腰椎$L_{1\sim3}$，则取凸侧侧卧位，以侧凸顶端为中心垫一厚枕，以矫正侧弯。垫枕的高度视侧凸程度而定（图27）。若侧弯顶点在$L_{3\sim5}$，可取侧弯腰椎凹侧侧卧位，在髂嵴至大腿外侧垫一厚枕（图28）。

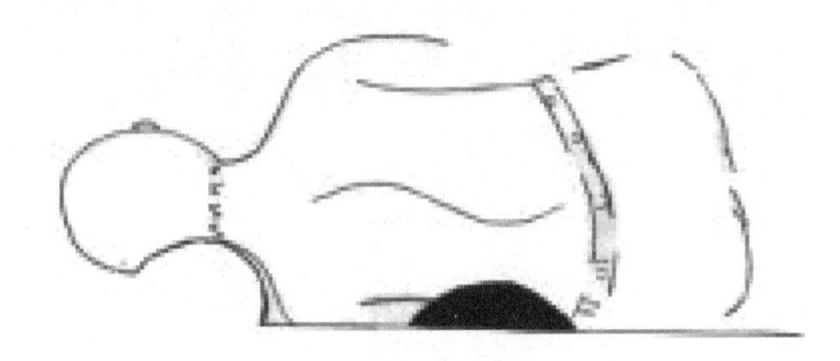

图27 “S”型侧弯

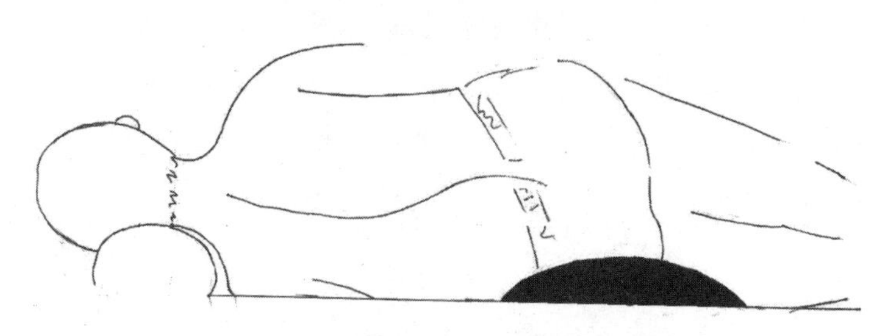

图28 “S”型侧弯，侧弯顶点在$L_{3\sim5}$

·治疗结果· 患者1年来治疗2次，同时嘱咐患者进行垫枕法治疗并配合功能锻炼。2年以后复查X片如图显示（图29）。

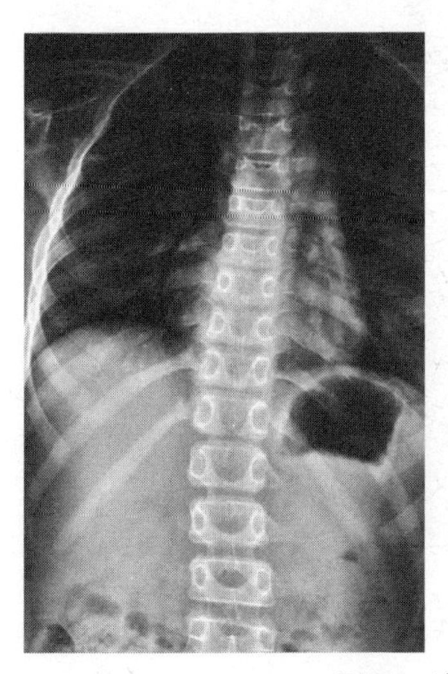

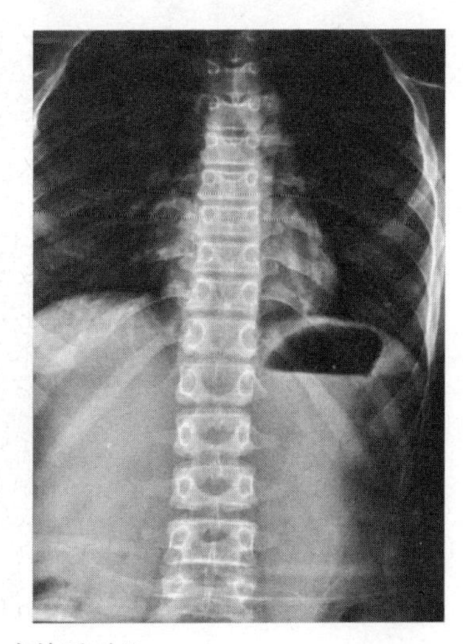

图29 治疗前后对比

（十一）腰椎前滑移案

【病案】

·患者· 女，38岁。

·初诊· 2014年10月，患者神清，略焦虑。

·主诉· 腰痛1月余。

患者自述腰痛一月有余，晚上睡觉时觉得尾骨酸痛，翻身活动可，影响睡眠，遂来就诊。

·专科检查· $L_{4\sim5}$椎旁以及腰骶部压痛，骶棘肌紧张，直腿抬高试验阴性。

·辅助检查· MR片检查示：L_4和L_5之间Ⅰ度滑移(图30)。

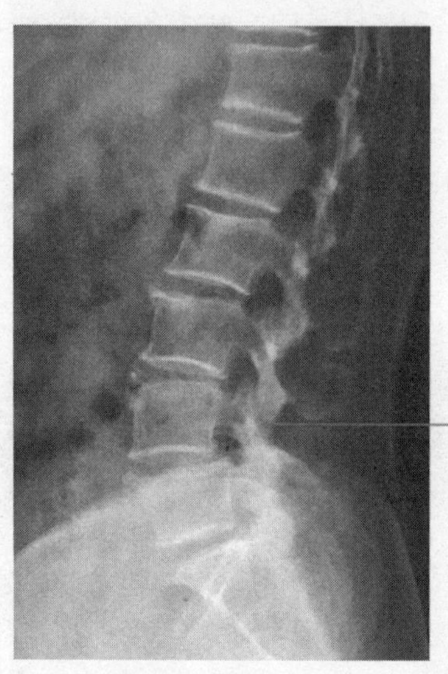

图30 腰椎滑移

·中医诊断· 腰痛。

·西医诊断· 腰椎前滑移。

·推拿治法· 通经活络，解痉止痛。

患者取俯卧位，术者在其腰部的脊柱两旁及腰骶部行㨰法，结合一指禅推法和肘关节点揉法，对相应的压痛点和穴位治疗约10分钟，接着进行腰部斜扳法。最后行滚腰式扳法，患者取仰卧位，屈髋屈膝，双膝并拢，术者立于其旁，以一手前臂按于双膝胫骨上端，另一手托住患者尾骶部上扳，双手一压一扳同时进行，使腰部呈滚动状，促使前滑移椎体复位（图31）。治疗毕，患者起身，自述感觉好转，范师叮嘱患者以后睡觉时需在臀部处垫枕帮助调整。患者后续随门诊治疗。

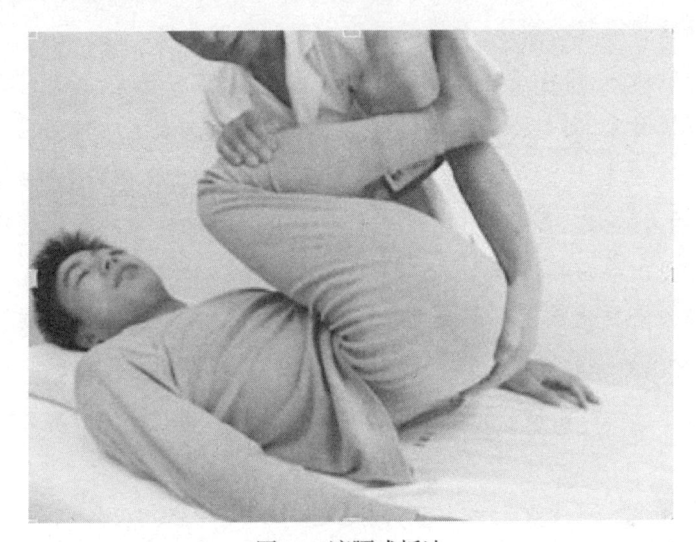

图31　滚腰式扳法

·按语·

本病属中医“腰痛”、“腰腿痛”病证范畴。腰椎滑脱分真性滑脱和假性滑脱。真性腰椎滑脱是指因为腰椎椎弓峡部不连，使后关节突关节位置关系发生改变所引起的腰椎椎体向前的移位。假性腰椎滑脱是仅由于脊椎或椎间盘退行性变，或其他原因引起腰椎滑脱，没有腰椎椎弓峡部不连的征象。假性腰椎滑脱多见于60岁左右的女性，由于绝经期的内分泌变化，在引起骨质疏松的同时，韧带和关节囊也出现松弛和弹性减弱，同时椎间盘退行性改变使相应的椎间隙变窄，以至于前、后纵韧带松弛，在前屈、后伸时，无法制约椎体的正常运动，导致上节椎体过度前移或后移，造成椎体假性滑脱。腰椎滑脱多发生在腰部应力集中节段——第4至第5腰椎间。临床上以假性腰椎滑脱为多见。

腰椎滑脱的诊断主要靠X线检查，可拍正、侧位片及双斜位片。正位片一般不易显示病变区域。侧位片大部分病例显示为椎体向前滑动1～2mm，甚至可达20mm。腰椎斜位片为鉴别真、假性腰椎滑脱的最好位置，也是显示椎弓峡部的最好位置。正常椎弓投影在斜位片上形似猎狗的前半身，"狗嘴"代表同侧横突，"狗耳"代表上关节突，"狗前足"代表下关节突，"狗颈"代表椎弓峡部。如峡部不连，则于狗颈部可见一带状裂隙。如有滑脱，则上关节突及横突随椎体前移，状如砍下之狗头颈，此为真性腰椎滑脱之影像，而假性腰椎滑脱则无此影像。

一般认为，椎体滑移多表现为慢性腰痛史，常为酸胀、沉重、乏力感，症状时轻时重，同一姿势不能持久。当椎体滑移刺激了从椎间孔行走的腰4～5神经根时，可表现为神经根受压症状，出现放射至小腿的疼痛、拘急、灼痛、麻木、刺痛等，有的患者可伴有间歇性跛行。这些症状和腰椎间盘突出症的症状非常相似，需要鉴别。查体体征不典型。

腰椎滑脱临床上一般按Meyerding法分度，将下位椎体上缘分为四等份，根据椎体相对下位椎体向前滑移的程度分为Ⅰ～Ⅳ度。

1）Ⅰ度——滑脱<25%：指椎体向前滑动不超过椎体中部矢状径的1/4。

2）Ⅱ度——滑脱25%～50%：超过1/4，但不超过1/2。

3）Ⅲ度——滑脱50%～75%：超过1/2，但不超过3/4。

4）Ⅳ度——滑脱75%～100%：超过椎体矢状径的3/4。

一般临床上Ⅰ度腰椎滑脱可以用保守疗法来缓解症状。

范师认为对于治疗假性腰椎滑脱的患者，滚腰法是个很好的自我锻炼方法，能够有效地调整滑移椎体的位置，同时强调一定要让患者配合在骶骨部垫枕。对于腰椎滑移，不要错误地将垫枕放在腰部，而是要放在骶骨部，这样才能借助应力作用使向前滑移的椎体往后复位。平时适当减轻体重，不宜久坐，不要做伸懒腰、翘臀的动作，以免增加腰部应力，加重症状。

附 自我锻炼与矫正

（1）自我滚腰法锻炼。患者仰卧，双手抱膝，做屈膝屈髋动作，双膝收拢靠近腹部，使尾骶部抬离床面，并使腰部呈滚动状（图32）。

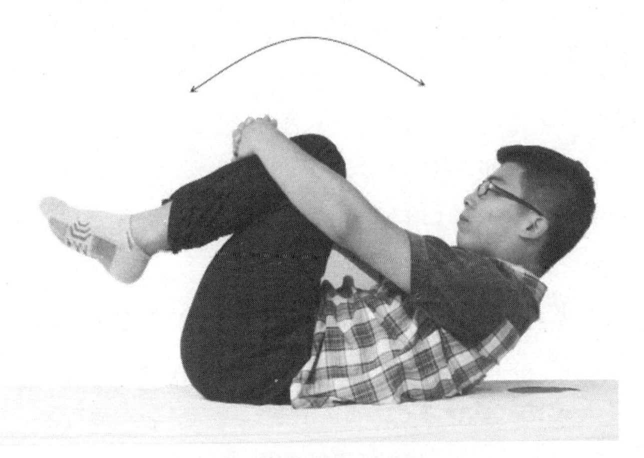

图32 自我滚腰法锻炼

（2）臀部垫枕矫正法。患者仰卧，因腰椎滑移，故在患者骶骨处垫一薄枕（注意不是腰椎位置），使腰椎曲度变浅（图33）。

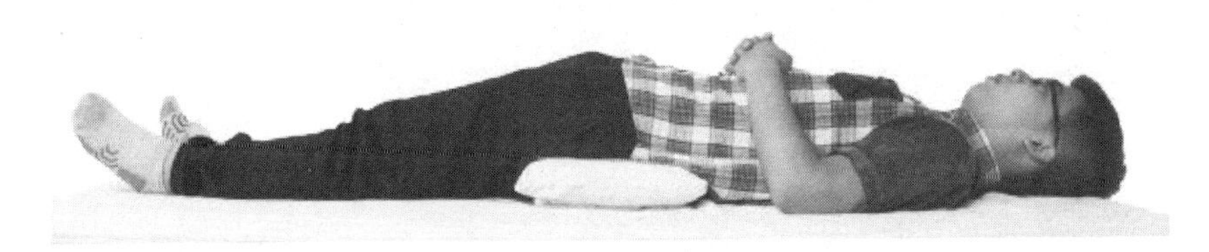

图33 臀部垫枕矫正法

（十二）产后骶髂关节半脱位案

【病案】

·患者· 女，31岁。

·初诊· 2004年5月。

·主诉· 腰骶疼痛3年，左侧臀部不能就座。

患者孩子3岁，3年前产后即出现腰骶部疼痛。3年间辗转于各地医院求医无数，诊断总结为三点：$L_{4\sim5}$腰椎间盘突出、腰椎椎管狭窄、腰臀筋膜炎。经过保守治疗无明显好转。患者自述，平时站、坐均感觉疼痛不适，由家人搀扶入诊室求诊。

·专科检查· 腰脊居中，左侧骶棘肌紧张，腰部活动受限，左骶髂关节压痛（＋＋），髂后上棘凹陷，左下肢长约1cm，腰骶部压痛（＋），双侧直腿抬高（－），左“4”字试验（＋＋），双足足大趾背伸和跖屈肌力正常。

·辅助检查· 骨盆X片示左侧骶髂关节致密性骨炎，两侧骶髂关节间隙不对称。

·中医诊断· 痹证（腰腿痛）、骶髂关节错缝。

·证候诊断· 气滞血瘀。

·西医诊断· 骶髂关节半脱位。

·推拿治法· 行气活血，理筋整复。

（1）自体牵引法。患者俯卧，髂前垫一小枕头，患侧身体的3/4连同下肢悬于治疗床外，自然下垂，足尖不能完全着地支撑，做自体牵引，时间10～15分钟（图34）。

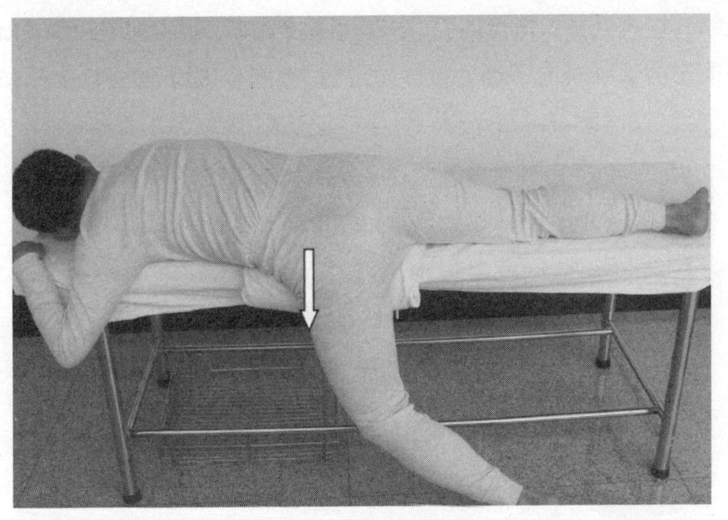

图34　自体牵引法

（2）极度屈髋法。体位同上，术者以一手托住患侧膝部，另一手按压患侧骶髂关节处，做极度的屈髋屈膝运动，一压一屈同步进行，重复3次（图35）。

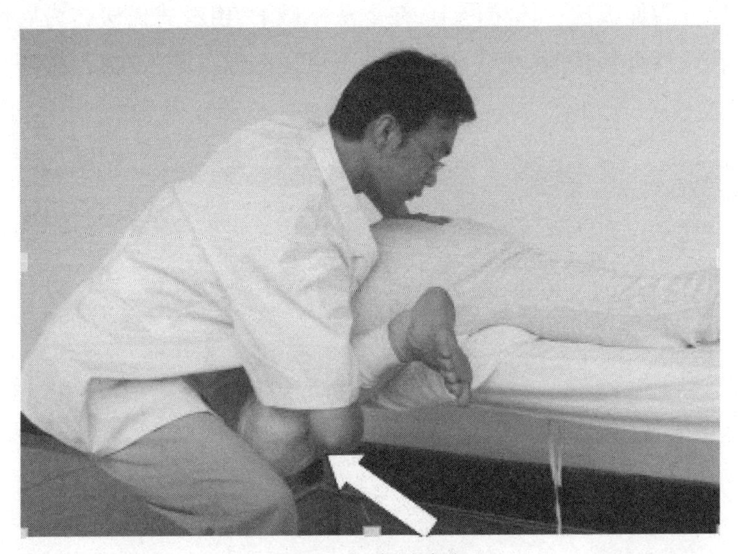

图35　极度屈髋法

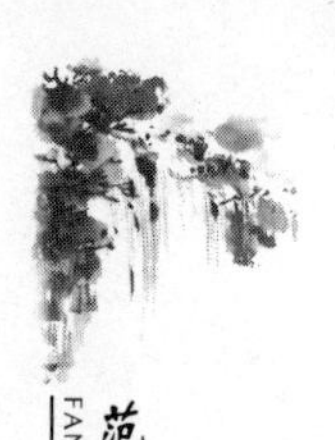

（3）蛙式扳法。体位同上，术者托膝关节的手用力向外扳动，按压骶髂关节部的手同时向下用力按压，一压一扳同步进行，重复3次（图36）。

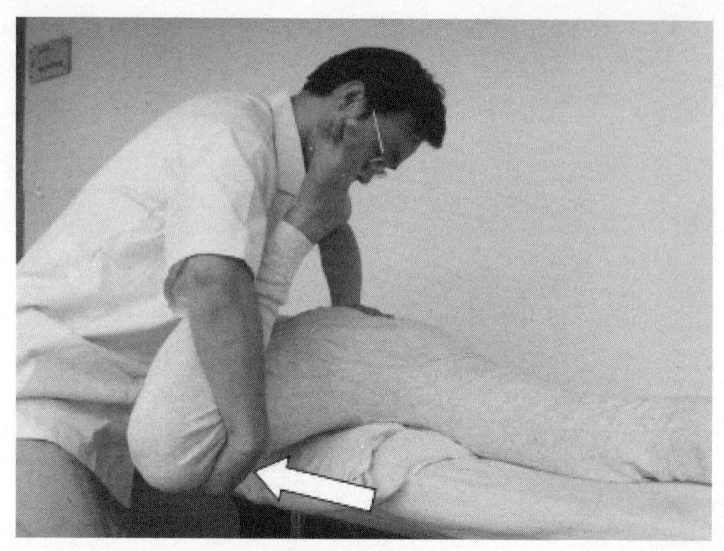

图36　蛙式扳法

（4）后伸扳法。体位同上，在上法基础上，由蛙式扳法转为后伸扳法。在做后伸扳法时，另一手同时向下揿压骶髂关节，一扳一压同步进行，重复3次（图37）。

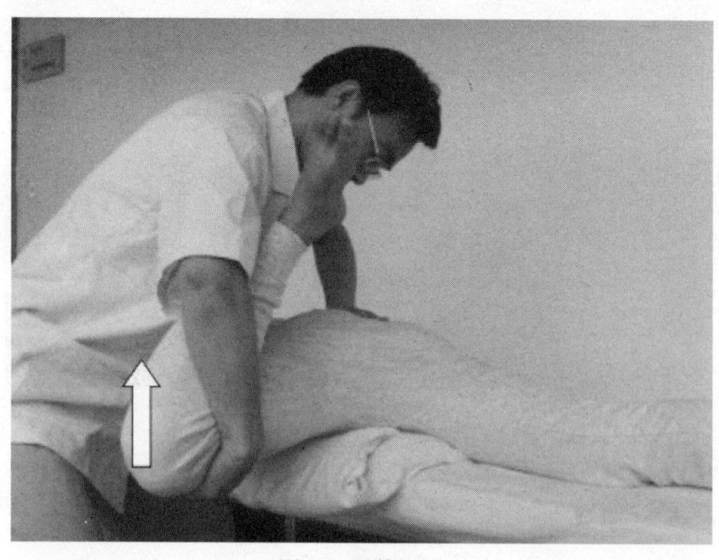

图37　后伸扳法

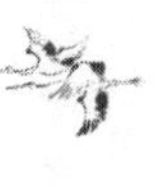

（5）理筋手法。应用一指禅、㨰法等在腰臀部、大腿外侧和后侧操作，并点按肾俞、腰阳关等穴位，以行气活血，舒筋通络。

（6）采取腰部斜扳法，最后用擦法在腰骶部操作，以透热为度。

治疗结束后，患者即能站直，并且走路不用家人搀扶，腰骶部疼痛大大减轻。继上法治疗3次后，患者感觉疼痛基本消失，坐立均正常。

·按语·

该案例腰骶部疼痛求医3年，诊断均为腰椎间盘突出、腰椎椎管狭窄、腰臀筋膜炎，但是根据这些诊断进行的治疗，完全没有效果。范师认为，之所以造成这样的结果，是因为没有找对病因。他仔细询问病史后发现，患者的腰骶痛出现在生小孩以后，疼痛范围局限于腰骶和臀部，没有下肢的神经根性疼痛，其疼痛不超过膝盖，只放射到臀部和大腿后侧，呈非神经根样疼痛。而一般$L_{4\sim5}$节段的腰突症患者，如有根性神经痛症状，其疼痛应超过膝盖直至小腿。这两者的疼痛范围不相吻合。因此，范师认为尽管患者存在腰椎间盘突出，但目前症状并不完全是由腰椎间盘突出症所导致。在详细查体后发现，骶髂关节局部压痛，“4”字试验呈阳性，且X片上发现两侧骶髂关节存在不对称的表现，左侧髂骨耳状面骨质密度增高。范师根据“症因相关”理论，认为该患者的治疗重点应集中于骶髂关节，而非腰部。在运用自创“蛙式四步扳法”后，治疗3次即出现明显效果，可谓“一举中的”。

产后骶髂关节半脱位，中医称之为“骨错缝”，是指孕妇生产时，无论是自然分娩还是剖宫产，由于分娩后腹压突然降低，使原先撑开的骨盆在闭合过程中，骶髂关节未能完全对合，出现以下腰部一侧或两侧骶髂部疼痛为主症的一种疾病。主要症状有：单侧或双侧骶髂关节部疼痛，压痛；下腰部酸痛，可出现同侧下肢酸痛；同侧臀部可有轻度肌肉萎缩；少数患者可有跛行。查体可发现患侧髂后上棘高于或低于骶骨背面。“4”字试验阳性或两侧不对称，直腿抬高试验阴性。以往产后腰骶（臀）痛常常被认为是产后恢复不佳所致。范师经过长期的临床实践，发现很大一部分产后腰骶（臀）痛实质上是产后骶髂关节半脱位，同时可伴有耻骨联合分离的情况。为便于临床诊断，范师总结出以下几点：①产后女

性主诉以下腰痛为主时,要考虑骶髂关节;②当女性主诉下腰痛,而CT、MRI提示椎间盘突出膨出,但不以腰痛为主,而是腰臀部、髂部疼痛为主诉时,考虑骶髂关节;③当CT、MRI提示腰椎间盘突出,而下肢症状(坐骨神经)不明显时,考虑骶髂关节。

关于骶髂关节错缝的影像学特征,范师总结了以下几点骨盆平片的特征:①双侧髂嵴不等高;②腰骶中轴线和耻骨联合不在同一直线上,中轴线偏离;③闭孔形态改变;④左右骶髂关节间隙不等宽,左右不对称,或同侧上下间隙不等宽,可有密度增高影;⑤可伴有耻骨联合分离。

同时范师也指出,虽然骶髂关节半脱位多见于女性,尤其为产后多见,但也可发生于男性。由于骶髂关节在解剖上是非典型的滑液关节,由纤维和滑膜两部分组成,其关节面呈耳状,韧带部分主要起承受压力、传递重力及缓冲支撑反作用力的作用。因此,这些韧带除了在卧位外,都处于重压之下,极易发生劳损,使骶髂关节的稳定性下降。同时,骶髂关节呈上窄下宽的倒楔形,在重力作用下,骶髂关节可因腰部活动而产生滑动或转动,其韧带在抵抗阻力时也极易受损,使关节稳定性下降,产生关节错缝。

对腰骶(臀)痛患者伴下肢疼痛的,范师认为,凡腰臀酸痛,且痛不过膝者,首先不考虑腰椎间盘突出症所致,这类患者的诊断应以体格检查为主,将其痛点考虑为原发病灶(即病因),再根据具体情况详加分析。

（十三）臀中肌综合征案

【病案】

·患者· 女,37岁。

·初诊· 2015年10月,神清。

·主诉· 左臀部疼痛1个月,加重3天。

自诉1个月前无明显诱因出现左侧臀部疼痛,劳累后疼痛加重,有时可传导至膝关节上部,自行膏药敷贴半月,症状未见明显改善,后行针灸治疗,效果不佳。3天前着凉后疼痛加重,影响正常生活,遂至门诊就诊。

·专科检查· 左臀部可触及臀中肌呈条索状,深压痛明显,重压可向大腿部放射。

·辅助检查· 无。

·中医诊断· 痹证。

·证候诊断· 气滞血瘀。

·西医诊断· 臀中肌综合征。

·推拿治法· 行气活血止痛。

患者取俯卧位,术者对左侧臀中肌进行深沉的按揉法操作,并进行垂直肌肉方向的弹拨,点按环跳、承扶等穴,再对左侧腿部疼痛涉及区域进行放松手法操作,最后在臀中肌部位行擦法,总共治疗20分钟。1次治疗后疼痛明显缓解,后续6次治疗痊愈。

·按语·

臀中肌位于臀大肌的深面,起于髂嵴外侧,止于股骨大转子。其神经支配源于$L_{4\sim5}$、S_1的臀上神经。此肌收缩时能外展和内旋大腿,是髋部主要的外展肌之一。单足站立时,此肌能保证骨盆在水平方向的稳定,

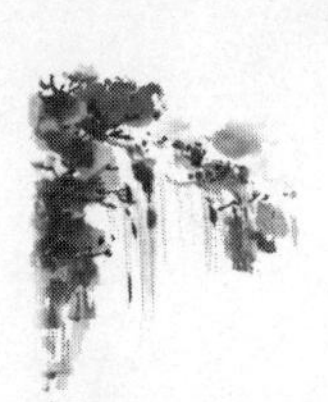

维持人们正常的站立和行走功能。臀中肌损伤患者起病缓慢,主诉腰臀部酸痛、不适,劳累后加重。有部分患者,无臀中肌局部症状,仅表现为患侧小腿的酸胀不适感,甚至发凉、发木;伸膝时,小腿常有"抽筋"现象,在小腿部位按摩治疗可缓解症状。有些患者有不明原因的起步走时出现患侧踝部、足跟、底部麻痛或不适感,活动后可减轻。因其起病隐匿,常容易被误诊为小腿不安综合征、椎管狭窄症或漏诊。查体时患侧臀中肌部位可触及痛性条索物,压痛点多在髂翼外侧臀中肌起始部。按压时酸、麻、胀痛感可向同侧臀、骶部及膝关节以下放散,但这并不是神经根受刺激的症状。这种情况,患者自觉多无臀部疼痛及不适感。治疗时,臀部穴位环跳、居髎、承山等的按压刺激可以很好地缓解局部肌肉痉挛,调节神经肌肉的兴奋性,从而缓解症状。

该患者和前一病例同有臀部疼痛症状,也都有大腿外侧不超过膝部的酸痛不适,但此例患者压痛在臀部臀中肌位置,而不是骶髂关节或梨状肌,因此两者病因不同,治疗重点也不同。综合以上分析,范师认为,在处理不明原因的臀腿痛症状时,仔细查体寻找压痛点非常关键,诊断思路要拓宽,才能做到精准治疗。

四肢篇

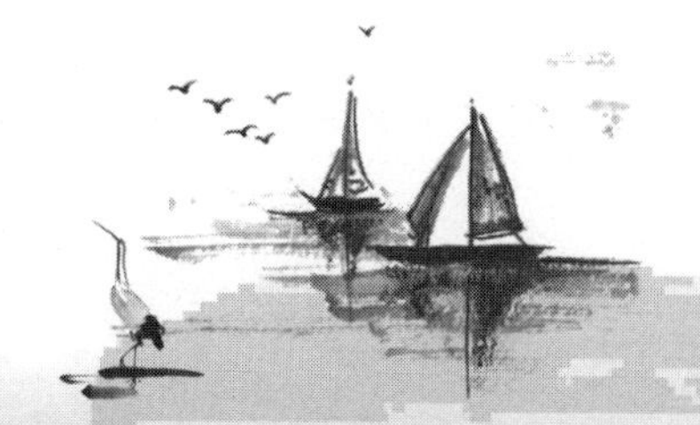

（一）上肢痛麻案

【病案】

·患者· 男，42岁。

·初诊· 2004年4月。

·主诉· 右上肢痛麻2月余。

患者2个月前突发右上肢疼痛麻木剧烈，只能保持上举体位方可缓解，经各大医院检查诊断为颈肩综合征，经治疗后症状仍未改善，特来就诊。

·专科检查· 右肩部肌肉轻度萎缩，前臂肌肉萎缩不明显。右手手背、手指肿胀，手指麻木。右锁骨上窝饱满，压痛（＋＋），右斜角肌明显痉挛，按压时有手指放射性麻木感。颈部活动可，无明显痛点和压痛点。

·辅助检查· 颈椎生理曲度变浅，$C_{4\sim7}$后关节轻度增生。

·中医诊断· 痹证。

·西医诊断· 前斜角肌综合征。

·推拿治法· 舒筋解痉，活血通络。

范师用一指禅推法、按揉法在斜角肌部位治疗，使肌肉痉挛缓解，治疗10分钟后患者即感手臂轻松，手指胀麻减轻，上肢可以自然放置。隔天复诊时告诉范师，右手已经能自由活动。经5次治疗后基本康复。

·按语·

患者上肢痛、麻症状是神经根型颈椎病、颈椎间盘突出症、斜角肌综合征、腕管综合征、肘管综合征等的共性症状，但在结合影像学检查后可发现，临床可能存在与颈椎间盘突出、神经根受压的颈椎节段不相符合的情况。结合仔细的体格检查，范师发现患者右锁骨上窝饱满、压痛（＋＋），右斜角肌明显痉挛，但颈部无明显症状，经综合分析后认为该患

者上肢痛、麻的症状主要是因为斜角肌受到牵拉刺激，使斜角肌肌筋膜和肌肉损伤产生肿胀、痉挛，压迫经过斜角肌下面的臂丛神经和锁骨下动、静脉所致。

现代解剖学认为，前斜角肌起自$C_{3\sim6}$横突的前后结节，止于第1肋骨上面的斜角肌结节；中斜角肌起自$C_{2\sim7}$横突的前后结节，止于第1肋骨上面、锁骨下动脉沟以后的部分。两者的起点纤维相互交织，主要以腱性结构为主，且中斜角肌腱性结构部分与前斜角肌腱性起始部形成“剪刀式”夹角而钳夹$C_{4\sim6}$颈神经。以第1肋骨为底边，前、中斜角肌与第1肋骨形成一个三角形间隙，称为斜角肌间隙。锁骨下动脉及臂丛神经下干(颈8胸1脊神经)自此间隙穿出，锁骨下静脉位于前斜角肌前方(图38)。因此，当颈部后伸、侧屈位，头部突然向对侧旋转时，或长期从事旋颈位低头工作，使对侧前斜角肌受到牵拉扭转而损伤时，均可导致前斜角肌肿胀、痉挛等变化；或者存在先天性生理结构畸形，如颈肋或第7颈椎横突肥大，或前、中斜角肌肌腹变异合并时，斜角肌稍痉挛即可压迫从其间隙通过的臂丛神经和锁骨下动、静脉，导致神经血管症状的出现，而神经血管受压迫又会进一步加剧斜角肌的痉挛，形成恶性循环。

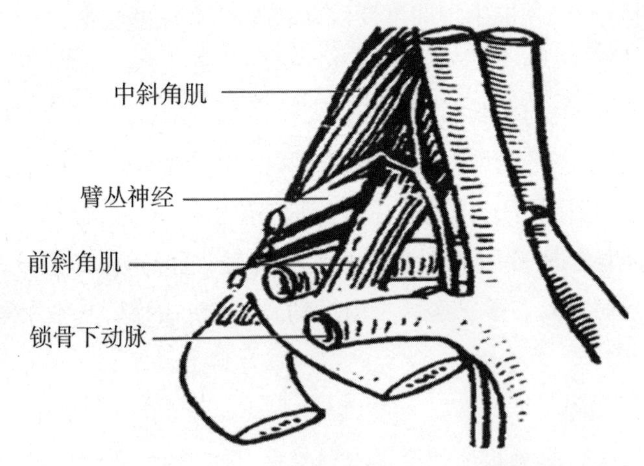

图38　前、中、后斜角肌和臂丛神经的解剖关系

臂丛神经受刺激后可产生疼痛麻木的症状，动脉血管受挤压后则可产生手指发凉的症状，而静脉受压回流不畅可导致手指肿胀。范师认为上举体位可以使得痉挛的斜角肌略微松解，使症状得以缓解，而一旦上

肢自然下垂，则会加重斜角肌的牵拉而导致疼痛刺激的加剧，因此患者只能保持上肢上举的体位，这也符合斜角肌的生理解剖。明确病因以后，治疗当以治因为先，因之不去，症之难消。范师将治疗重点确定在斜角肌部位以及颈臂穴（图39），按揉操作时以酸、麻、胀等感觉能放射到手指为佳，这样既能松解粘连，又能使挛缩组织恢复弹性，缓解对臂丛神经及锁骨下动、静脉等血管神经束的影响。该患者治疗一次后上肢即可自然活动，疗效显著，可见范师的症因相关思维对指导临证思辨具有重要的实用价值。

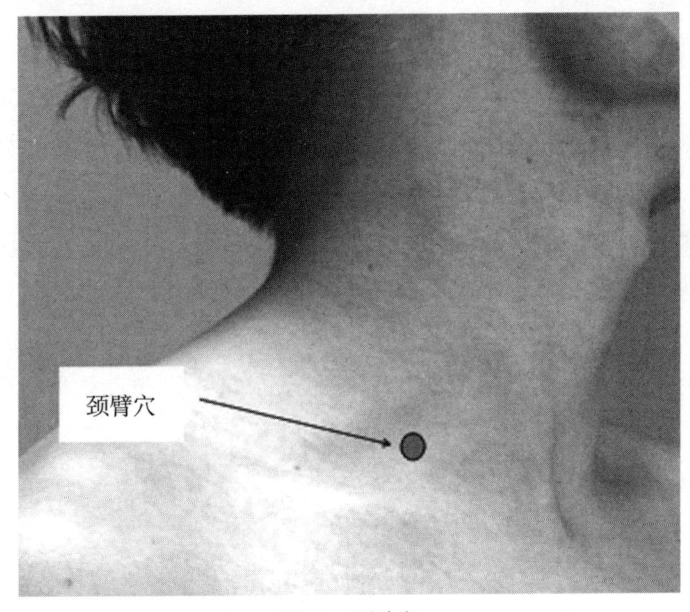

图39　颈臂穴

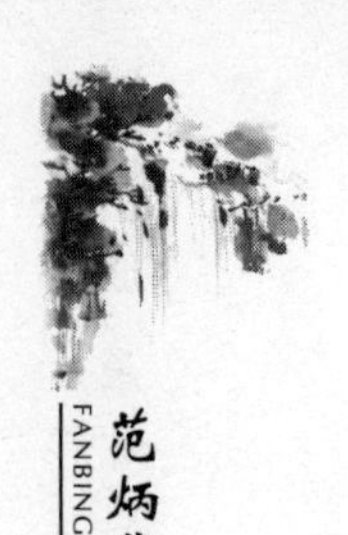

（二）肱二头肌短头肌腱损伤案

【病案】

·患者· 男，20岁，运动员。

·初诊· 1997年8月。

·主诉· 右肩疼痛，活动受限。

患者为皮划艇运动员，自诉因大赛在即，赛前训练比较紧张，训练量加大后，感觉肩前部疼痛，向后划水时，动作至最大角度时产生疼痛，影响发挥。当时队里对即将到来的比赛非常重视，安排队医对其进行一天2次的推拿治疗，但均未见明显效果，遂请范师诊治。

·专科检查· 肩部形态正常，肩关节活动受限，以肩外展、后伸时活动受限，肘关节屈曲位时表现更为明显。肩前喙突部压痛（＋＋），略有肿胀，可触及条索状结节，大、小圆肌附近压痛明显。肱二头肌抗阻力试验阳性，其阳性反应点在肩胛骨喙突部。

·辅助检查· 肩关节X片未见明显异常。

·中医诊断· 痹证（肩痛症）。

·西医诊断· 肱二头肌短头肌腱损伤。

·推拿治法· 舒筋活血止痛。

范师用右手拇指在患者右肩前部寻找压痛点，仔细触摸查找疼痛激发点，最终在肱二头肌短头肌腱附着点喙突处找到了明显的压痛点，并用拇指在该痛点处由轻到重地进行按揉，按揉约5分钟后，患者疼痛已减轻。然后范师要求患者用三角巾将肩部固定，以减少活动和摩擦刺激。治疗2周后，患者轻松赴赛，最终得到2枚金牌。

·按语·

肩痛是临床常见症状，以中老年人居多，但年轻人运动后损伤引起的肩痛也不少见。临床多笼统地诊断为肩周炎,而没有仔细区分哪部分肌肉韧带损伤,导致治疗时重点不明确。肱二头肌短头起于肩胛骨喙突尖,起始为一圆形腱,行经肩肱关节囊之内,随后穿出,与长头肌腱一样,亦形成一膨大的肌腹,在上臂下1/3彼此融合,并止于桡骨粗隆后部(图40)。由于肱二头肌短头肌腱无腱鞘保护,也无结节间沟保护,因而容易因摩擦而受损伤,在肘关节处于屈曲位、上肢过度外展或后伸时容易被拉伤。

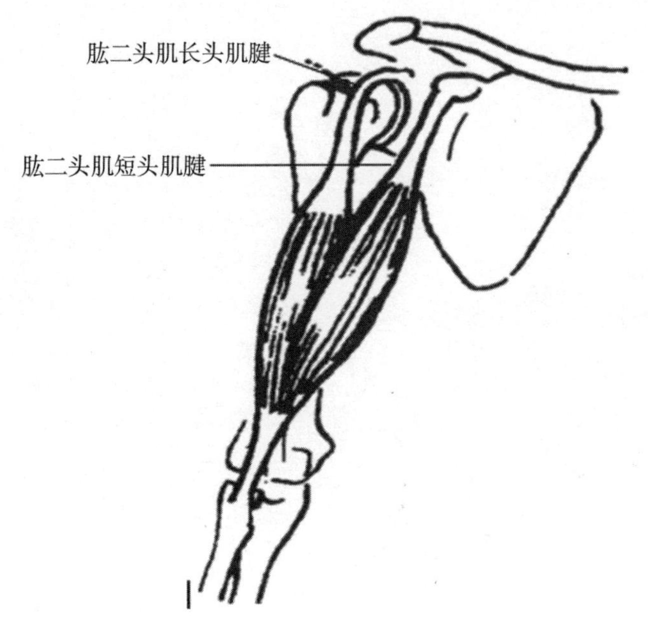

图40　肱二头肌长头肌腱和短头肌腱

患者是皮划艇运动员,训练过程中需反复做屈肘并向后拉伸的动作,用力过猛或运动量过大时,会使肱二头肌肌肉附着点损伤而出现急性炎症水肿,产生局部疼痛。范师认为,当人体感受到疼痛时,会产生本能的保护性反应,减少局部活动以避免疼痛,其实这就是减轻急性期疼痛的最好方法。因此,范师嘱患者用三角巾将患肩固定,减少活动范围,从而促进炎症渗出物的吸收。这是静态的治疗,是整个治疗方案的重要组成部分。另一方面的治疗是动态的治疗,即找到明确的痛点进行手法治疗。该患者之前的治疗范围涉及肩部周围的各个点,时间长达40分

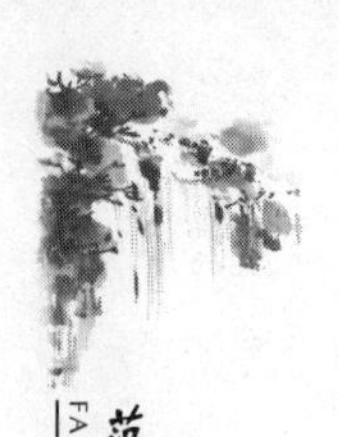

钟，就是没有涉及患者在喙突的压痛点，因此效果不明显。而当找到明确的压痛点并进行针对性的治疗后，虽然治疗时间缩短到10分钟，但效果明显。该案例说明，推拿治疗的三要素——作用点、作用力大小和作用力方向对推拿疗效起决定性的作用，推拿治疗的关键是要找对和病因密切相关的作用点，进行重点治疗。该案例损伤部位为肱二头肌短头，其附着点位于肩前的喙突处，位置比较表浅，很容易触及，手法操作可采用平面用力或垂直用力的方向，轻柔操作即可。该案例的治疗过程体现了范师对四肢关节病症“动静结合”的治疗理念。

（三）肩关节功能障碍案

【病案】

·患者· 女，59岁，教师。

·初诊· 2010年3月。

·主诉· 右肩关节疼痛伴活动功能障碍半年余。

患者半年前逐渐出现右肩部疼痛，夜间遇寒加重，得温痛减，后逐渐出现关节活动功能障碍，外展、前屈、内旋等各个方向活动均受限，影响吃饭、穿衣、梳头等动作，遂前来就诊。

·专科检查· 右肩关节外形正常，肩前、中、后区域多处压痛，肱二头肌结节间沟处可触及明显条索状结节。肩关节前屈60°，外展内旋30°，右手后伸仅可触及骶骨水平。

·辅助检查· 肩关节X片示未见明显异常。

·中医诊断· 肩凝症。

·西医诊断· 肩关节周围炎。

·推拿治法· 舒筋活血，松解粘连。

对肩关节功能障碍，范师根据杠杆作用原理，在松解肩关节周围肌肉痉挛的基础上，运用肩关节杠杆扳法扩大肩关节肱盂间隙，改善肩关节活动度，主要用于解决目前手法较难解决的关节粘连问题，而且比传统扳法更省力。

肩关节杠杆扳法操作：患者取坐位，术者将前臂置于患者腋下，使肩关节外展约30°，同时将另一手置于患者肘尖，使患者肘关节屈曲约90°于胸前。此时术者将置于患者腋下的前臂向上、向外抬拉，同时置于肘尖的手以一定力量向患者胸前推进，至有明显阻力感时保持30秒再放松，反复操作5次（图41）。然后行㨰法、按揉法、弹拨法、搓法等使肩部肌肉放松，并有透热的感觉，之后向各方向摇动肩关节作为结束手法。

该方法和传统扳法相比最大的特点就是术者较省力，患者痛苦少，手法治疗后因扩大了肩峰下间隙，可以使肩关节活动度增加10°～15°。

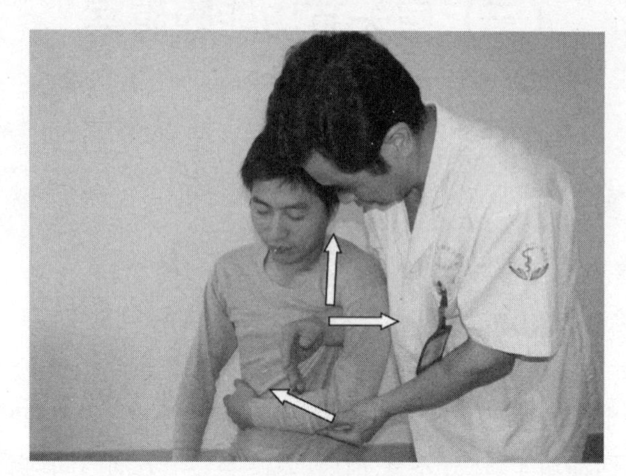

图41　肩关节杠杆扳法

一次治疗后再查患者上肢后伸高度，发现手指可触及$L_{4\sim5}$高度，外展上举也较前升高10°～15°。

·按语·

肩关节功能障碍，又称肩凝症，是由于肩袖和肱二头肌长头肌受损痉挛时，肩峰下间隙狭窄，关节腔粘连，使肩关节活动范围被限定在狭小的范围内所引起。肩凝症患者以中老年人为主，一般认为和肩部周围软组织劳损、颈椎退行性改变以及一些内科疾病尤其是糖尿病有关。肩关节周围的病变主要发生在盂肱关节周围，其中包括：

（1）肌和肌腱。外层肌肉为三角肌，内层肌肉为冈上肌、冈下肌、肩胛下肌和小圆肌这四个短肌及其联合肌腱，形成肩袖。肩袖是肩关节活动时受力最大的结构之一，易于损伤。近年来由于磁共振技术在肩关节检查方面的普及，肩袖破裂的检出率增加，严重的肩袖破裂可施以关节镜下的修补术进行修复。因此对肩部疼痛、肩关节活动障碍的患者是否存在肩袖损伤破裂，需要我们注意，有肩袖破裂的患者不宜使用暴力推拿或扳法。

冈上肌起于肩胛骨冈上窝，肌腱在喙肩韧带及肩峰下滑囊下、肩关节囊之上通过，止于肱骨大结节。其功能是和三角肌协同动作使上肢外展，由于活动频繁又是肩部肌肉收缩力量的交汇点，故易损伤，发展为冈上肌肌腱炎，又称冈上肌综合征、外展综合征，以疼痛、功能障碍为主要临床表现。本病好发于中青年及以上体力劳动者、家庭主妇和运动员，主要特点是肩部外展至60°～120°(疼痛弧)时肩部疼痛剧烈。冈上肌肌腱钙化时，X线片可见局部有钙化影。

肩部肌腱包括肱二头肌长头肌腱、短头肌腱以及冈上肌肌腱。长头肌腱起于关节盂上方，经肱骨结节间沟的骨纤维管道下行，走行在结节间沟中，结节间沟上有横韧带将其限制在沟内，因而活动时易受摩擦，尤其是结节间沟的深度、方向和骨质增生等解剖特征发生改变时，使肱二头肌长头肌腱更易受损。因此，结节间沟段是肱二头肌长头肌腱炎症的好发之处。长头肌腱受损后，产生炎症、水肿和粘连，故而产生疼痛和活动功能障碍。肱二头肌短头起于喙突，经盂肱关节内前方到上臂，如受到炎症的影响可出现肌肉痉挛，影响肩外展、后伸。

(2) 滑囊。有三角肌下滑囊、肩峰下滑囊(图42)及喙突下滑囊。其炎症可与相邻的三角肌、冈上肌肌腱、肱二头肌短头肌腱相互影响。

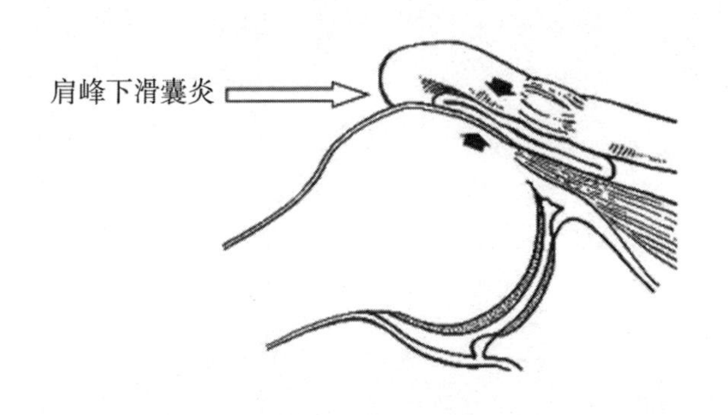

图42　肩峰下滑囊

(3) 肩关节囊。盂肱关节囊大而松弛，肩部活动范围很大，故易受损伤。

上述结构的慢性损伤主要表现为关节囊滑膜增生及关节内、外粘连，从而产生疼痛和功能受限。后期粘连变得非常紧密，甚至与骨膜粘连，此时疼痛消失，但功能障碍难以恢复。因此，治疗应在疾病发生的

早、中期，通过手法解除肌肉痉挛，松解关节粘连并扩大肩峰下间隙。传统的坐位扳法，患者疼痛较甚，且患者对关节的拉伸容易产生对抗，反而损伤肌肉。范师创新的肩关节杠杆扳法，操作简单省力，和传统扳法相比，对增加关节活动范围更具有明显的优势。

（四）肘管综合征案

【病案】

·患者· 女，52岁。

·初诊· 2014年11月，神清。

·主诉· 右肘部疼痛1月余，加重3天。

自诉1个月前被电动车撞击后出现肘部疼痛，以内侧为主，肘内侧可触及肿块，当时未引起足够重视，未及时治疗。现出现前臂内侧及小指麻木感，自觉持物无力，遂至门诊就诊。

·专科检查· 尺神经沟处压痛，Tinel征阳性。

·辅助检查· 无。

·中医诊断· 肘劳气滞血瘀型。

·西医诊断· 肘管综合征。

·推拿治法· 舒筋活血，松解粘连。

患者取坐位，患肘置于治疗床上，治疗局部涂上介质，用拇指按揉肘关节内侧周围上下及压痛点，然后被动运动肘关节，最后在局部行擦法，使患者感到透热为宜，治疗时间共20分钟左右。第一次治疗后即感觉症状好转，5次治疗后痊愈。

·按语·

肘管位于肱骨内上髁与尺骨鹰嘴之间，是一个由骨骼、肌肉及韧带组成的骨性纤维管道，肘管内有尺神经及尺侧上副动、静脉（图43）。当肘部受创伤，软组织肿胀而致肘管内尺神经与动、静脉受压时，产生尺神经分布区域手指酸胀麻木，严重时尺侧腕屈肌及环指、小指指深屈肌肌力减弱，手内在肌萎缩，出现轻度爪形指畸形，称之为肘管综合征。治疗该综合征的关键是直接松解紧张痉挛的横向纤维带及周围软组织，缓解

其对肘管内容物的压迫。但因该部位软组织薄弱,操作时注意手法要轻巧柔和,以免加重症状。

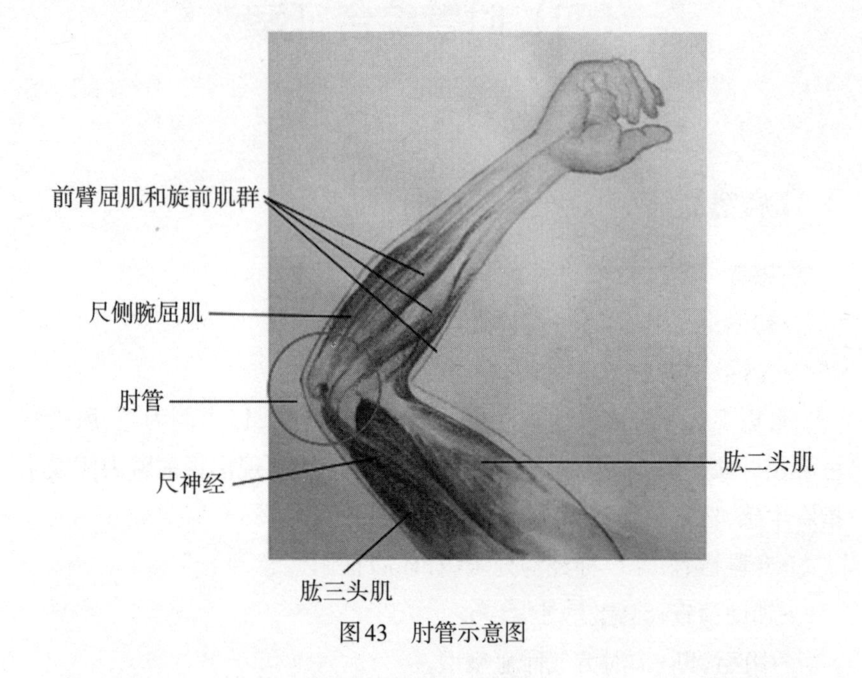

图43　肘管示意图

该患者主要症状为前臂尺侧和小指麻木,很容易让人联想到由神经根型颈椎病引起的手指麻木。但结合该患者的外伤史和肘关节内侧局部疼痛肿胀的临床表现,应诊为肘管综合征更为合理。

（五）腕关节扭伤案

【病案】

·患者· 男，17岁，学生。

·初诊· 2015年4月，神清。

·主诉· 右腕疼痛伴活动障碍2天。

自诉2天前上体育课时不慎摔伤，右手手掌撑地，当即出现肿胀疼痛，至医院摄片检查无异常，医生嘱其制动。现肿胀消退，但疼痛未见减轻，活动障碍存在，遂至门诊就诊。

·专科检查· 腕部皮肤可见少量瘀青，腕关节尺侧压痛明显，右侧屈5°，左侧屈15°，前屈、后伸20°。

·辅助检查· 未见明显异常。

·中医诊断· 痹证。

·证候诊断· 气滞血瘀。

·西医诊断· 腕关节损伤。

·推拿治法· 舒筋通络，活血止痛，滑利关节。

患者取坐位，前臂置于治疗床上，手腕放松，治疗局部涂上介质，对腕关节周围肌肉进行放松，并按揉神门、外关、支沟等穴位，接着对右腕部做拔伸牵引和摇法，最后再次在局部涂抹介质并行擦法，总共治疗20分钟。1次治疗后疼痛明显缓解，经6次治疗后痊愈。

·按语·

腕关节由手的舟骨、月骨和三角骨的近侧关节面作为关节头，桡骨的腕关节面和尺骨头下方的关节盘作为关节窝而构成。腕关节囊松弛，关节的前、后和两侧均有韧带加强，尺侧副韧带连于尺骨茎突与三角骨之间，桡侧副韧带连于桡骨茎突与舟骨之间，其中掌侧韧带最为坚韧，所

以腕关节的背伸运动范围小于掌屈运动。如遇外力使桡腕关节活动超出正常范围，导致相应的腕部韧带筋膜等组织损伤，可出现腕部酸痛无力，局部肿胀、压痛，腕关节的活动功能受限等症状。治疗时除缓解局部肌肉韧带的痉挛以外，还要注意腕关节各骨块之间是否有排列紊乱的问题。腕关节组成骨块较多，关节组成复杂，在软组织扭伤的同时，往往存在关节间隙的微小错缝。因此，治疗过程中拔伸摇动腕关节成为重要的治疗步骤。拔伸可以拉开关节间隙，在拔伸的基础上摇动关节间隙，可以使各关节面的排列在关节内负压的作用下趋向正常，从而恢复损伤的腕关节。

范师治疗关节部位的软组织损伤性疾病时，常遵循“筋骨并重”的治疗原则，即在治疗软组织损伤的同时，注重纠正相关骨关节的排列紊乱问题，提出“有错必纠”“筋骨同治”的治疗理念。要求治疗时不仅需缓解软组织的紧张痉挛和水肿，还要纠正关节紊乱，两者相辅相成，才能提高疗效。

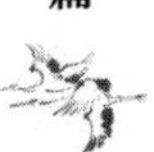

（六）腕管综合征案

【病案】

·患者· 女，57岁，退休。

·初诊· 2015年9月，神清。

·主诉· 右腕部疼痛伴活动不利2天。

自诉2天前在无明显诱因下出现右腕关节内侧酸痛，手腕弯曲时疼痛加重，自觉有紧绷感，严重时可出现拇指、食指的麻木感，手掌握力减退，持物不稳，遂至门诊就诊。

·专科检查· 腕关节内侧中央压痛，屈腕试验阳性。

·辅助检查· 无。

·中医诊断· 痹证。

·证候诊断· 气滞血瘀。

·西医诊断· 腕管综合征。

·推拿治法· 舒筋通络，活血止痛。

患者取坐位，前臂置于治疗床上，手腕放松，治疗局部涂上介质，对腕关节周围肌肉进行放松；继上势，患肢屈肘45°，一手固定腕部，另一手从腕管向前臂屈肌方向行推挤法（图44），最后行药擦法。

·按语·

腕管是由腕骨和屈肌支持带组成的骨纤维管道（图45）。腕骨构成腕管的桡、尺及背侧壁，屈肌支持带构成掌侧壁。腕管顶部是横跨于尺侧的钩骨、三角骨和桡侧的舟骨、大多角骨之间的屈肌支持带。正中神经和屈肌腱从腕管内通过（拇长屈肌腱，4条屈指浅肌腱，4条屈指深肌腱）。腕关节是人体复杂的关节之一，活动很频繁，故易由各种原因导致腕管肌腱、韧带损伤而产生炎症、水肿，使腕管内容积变窄，正中神经受

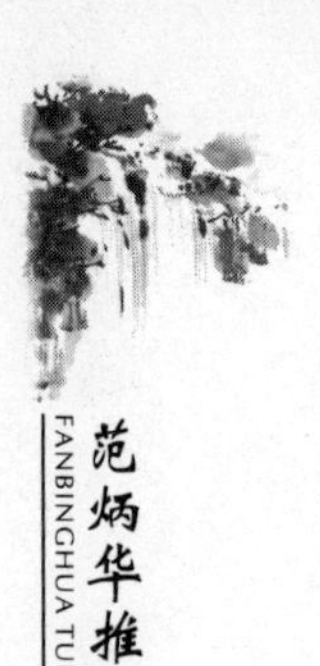

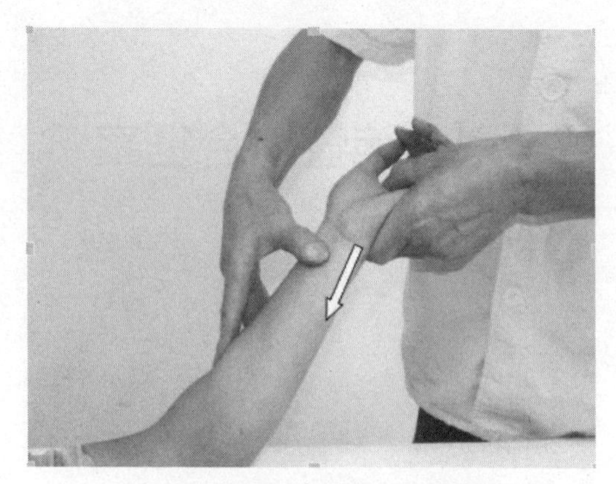

图44 治疗腕管综合征的推挤法

到卡压，从而引起酸痛麻木症状。常见症状包括正中神经支配区域的三个半手指（拇指、食指、中指和环指桡侧半）感觉异常和（或）麻木。范师临床发现，有患者早期只感到中指或中、环指指尖麻木不适，而到后期才感觉拇指、食指、中指和环指桡侧半均出现麻木不适。也有患者诉夜间有手指麻醒的情况，改变上肢的姿势或甩手后可得到一定程度的缓解；长时间做某些动作，如做针线活、驾车、长时间手持电话等，也会加重手指麻木。而这些麻木症状常常容易被归咎于颈椎病、颈椎间盘突出，却忽视了局部的病因。如果长期没有得到正确有效的治疗，患者可出现大鱼际桡侧肌肉萎缩、拇指不灵活、对掌肌肌力下降等症状。

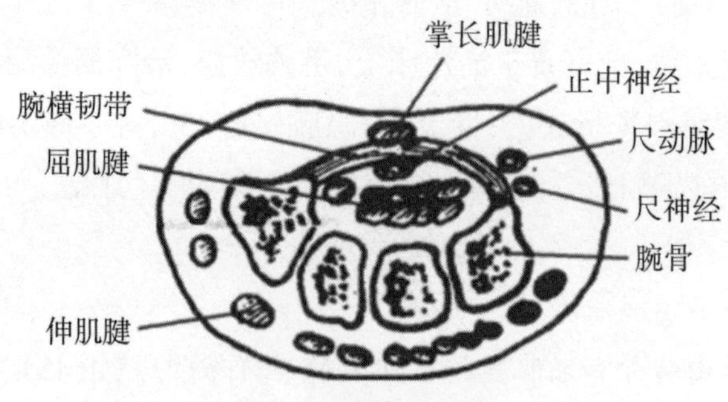

图45 腕管示意图

范师平时临证时总是强调“症因相关”，某一症状到底是由哪个病因引起，必须要诊断清楚。在诊断手指麻木这一类病例时，除考虑神经根受压的因素外，还要检查肘、腕等部位是否有局部神经受压的因素存在。一旦查清病因，治疗方案和预后也就迎刃而解了。

（七）膝关节增生性关节炎案

【病案】

·患者· 女，63岁。

·初诊· 2014年12月。

·主诉· 右膝关节疼痛3个月。

患者自诉有膝关节增生性关节炎病史，3个月前自觉行走时出现右膝关节持续性疼痛，劳累后或夜间症状加重，上下楼梯时感觉膝关节刺痛，尤以下楼梯时疼痛明显。在某院骨科、针灸科治疗3个月，仍未见改善，特来就诊。

·专科检查· 右膝外形肿胀，两侧膝眼饱满，髌周关节间隙压痛（++），膝关节伸屈受限，屈膝90°～110°，伸膝15°，髌骨摩擦音明显。右侧股四头肌内侧稍萎缩。

·辅助检查· 膝关节X线片可见胫骨平台外侧缘、髌骨上缘、胫骨平台增生明显，腘窝存在钙化灶，胫股关节面模糊不清，疑有交叉韧带损伤。

·中医诊断· 骨痹。

·西医诊断· 膝关节增生性关节炎。

·推拿治法· 舒筋通络，活血止痛，滑利关节。

在范师指导下治疗手法如下：

（1）患者取仰卧位，腘窝垫以枕头，使膝关节微屈曲约45°，取髌韧带两侧的关节间隙及鹤顶、膝眼、阴陵泉、阳陵泉等穴施以轻柔的拇指按揉法，并按揉、拿捏大腿股四头肌和髌韧带周围。

（2）患者改俯卧位，其腘窝部、大腿及小腿后侧用㨰法操作，重点在腘窝部，并与膝关节屈伸活动配合进行。

（3）患者取仰卧位，屈髋约45°，屈膝约90°。术者立于其侧方，以

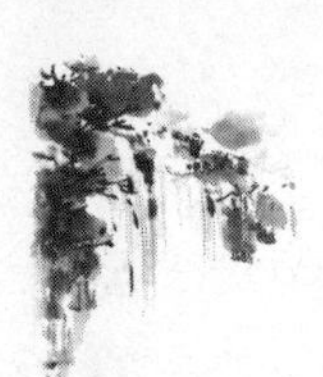

一手之前臂置于腘窝部,同时向上抬,另一手握住患肢踝上部并用力朝向患者方向推按,使小腿后侧尽量向大腿贴近,同时置于腘窝部之前臂做向外的对抗牵拉,使膝关节内松动。治疗结束后患者立即感到右侧膝关节疼痛减轻,下楼梯都轻松了。治疗10次后基本恢复。

·按语·

膝关节骨性关节炎(KOA)又称退行性膝关节炎、肥大性膝关节炎或原发性增生性膝关节炎等,发生的主要原因在于膝关节的退行性改变和慢性积累性关节磨损,引起膝关节胫股关节面软骨变性,反应性增生,最终形成骨刺。在这一系列的病变过程中,由于膝关节内部正常的力学平衡状态被破坏,关节滑膜和软组织产生慢性损伤性炎症,患者主要表现为关节疼痛、活动受限并伴有活动时关节弹响及摩擦音。该患者病情较为复杂,不仅存在胫股关节面的退变,而且关节活动时有髌骨摩擦音,考虑髌骨内侧面软骨也有磨损情况;髌骨周围压痛和膝眼穴位置肿胀饱满,说明髌骨周围软组织有炎症,膝关节腔内也可能有炎症和积液。

范师通过对传统医学"思外揣内"理论的实践与考量,结合"经筋"理论,把现代解剖学和生物力学结合起来,创新运用"关节杠杆扳法",目的在于调整膝关节面的解剖关系和内部空间结构,并适度增加膝关节间隙,同时可以松解关节粘连,促进关节内松动,增加关节自身活动范围,使关节功能得到恢复。软组织放松手法在膝关节周围操作,还可以消除疼痛、肿胀,改善膝关节周围软组织的血运,减轻关节内外炎症,效果显著。这体现了范师"审症求因、内外兼治,修其内不忘其外,以求其整体平衡"的治疗理念,即"思疾之症揣其因,疗疾之法去其因,因去症自消"的学术思想。

附 膝关节杠杆扳法

膝关节杠杆扳法见图46。

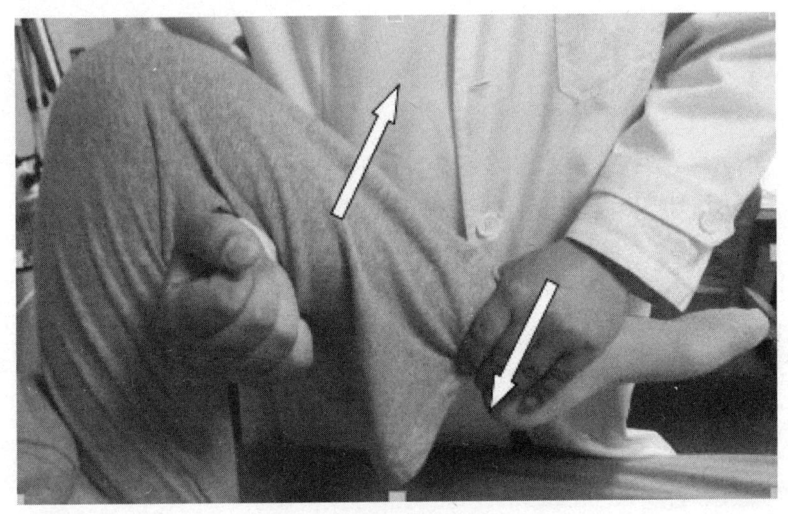

图46 膝关节杠杆扳法

患者取仰卧位，屈髋约45°，屈膝约90°。术者立于其侧方，以一手之前臂置于腘窝部，同时向上抬，另一手握住患肢踝上部并用力朝向患者方向推按，使小腿后侧尽量向大腿贴近，同时置于腘窝部之前臂做向外的对抗牵拉，使膝关节间隙增大，关节内部松动。要求：动作要稳实，以患者能忍受为宜。

（八）髌骨软化症案

【病案】

·患者· 女，39岁。

·初诊· 2012年7月，患者神清，焦虑。

·主诉· 右膝关节疼痛5个月。

患者5个月前感觉右前膝部疼痛，膝关节酸软无力，1个月前疼痛持续性加重，波及整个膝关节，下楼下蹲、久立久行后症状加重，休息后可缓解。在某院骨科康复治疗5个月，仍未见改善，特来就诊。

·专科检查· 右髌骨内、外侧边缘压痛（＋＋），半蹲位试验阳性，髌骨摩擦试验阳性。股四头肌内侧肌群轻度萎缩。

·辅助检查· X片检查显示右侧关节面锯齿样不平整，软骨下骨密度增高，骨质增生，髌骨后面骨质稀疏及皮质下囊性变。MRI检查表现为：①髌软骨内斑片状低信号；②软骨局部隆起，信号减低；③软骨表面不光滑；④软骨缺损，软骨下骨质囊性变。

·中医诊断· 痹证。

·西医诊断· 髌骨软化症。

·推拿治法· 活血消肿止痛，滑利关节。

范师指导做髌周按揉推拿法治疗（图47）：

（1）患者取仰卧位，腘窝垫以枕头，沿髌骨边缘施以轻柔缓和的按揉，同时将髌骨做向内、向外、向上、向下的推揉。

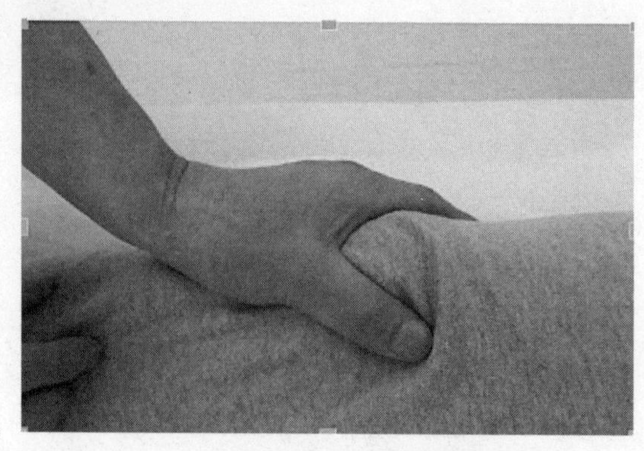

图47　髌周按揉推拿法

（2）取髌上囊、髌尖

部及鹤顶、膝眼、阴陵泉、阳陵泉等穴施以轻柔的拇指按揉法。

(3) 用手掌部按于髌骨上施以掌揉法,使关节内有温热感。

治疗结束后患者立即感到右侧膝关节疼痛减轻,可以做下蹲动作。治疗15次后基本恢复。

·按语·

髌骨软化症是因膝关节长期磨损,使髌骨下软骨面肿胀、龟裂、侵蚀、脱落,造成髌骨下软骨面磨损,出现以膝前部疼痛、痿软无力为主的一种慢性膝关节疾病。该病早期症状常不严重,以膝盖隐隐酸痛为主,中期上下楼梯时症状较为明显,而到后期软骨面严重磨损时,患者开始出现站立或走路时产生疼痛,休息或服一般止痛药可缓解症状。由于髌骨软骨面的病变是在"隐蔽状态"下发展的,所以早期诊治非常重要。范师认为,推拿虽不能改变软骨面磨损的状态,但可以改善膝关节因生物力学失衡而造成的周围软组织紧张状态,并改善膝关节局部的血液循环,可以为软骨面提供丰富的血供和营养,促进软骨面修复。因此,早期推拿介入干预很有必要。

根据髌骨的生理特性,范师强调在推拿治疗时应特别注意手法作用力的点、大小和方向,注意以下几点:

(1) 以局部治疗为主,手法应轻柔,避免手法过重而加重症状。

(2) 手法操作以髌骨周边为主,可将髌骨在向上下、内外推移状态下对痛点做重点治疗。范师认为髌骨只有处于向上下、内外推移的状态下,损伤部位才能暴露出来,手法作用力才能直接深透至损伤部位,增加局部血液循环,加速髌骨软骨的修复,从而改善临床症状。

除推拿治疗以外,保持良好的生活习惯也非常重要。小跑步或上下楼梯时,负重可达到行走时的7～9倍,因此要避免经常蹲跪、上下楼梯的动作;女性穿高跟鞋站立时,膝盖往后顶,这时髌骨承受的力为体重的2～3倍,所以要少穿高跟鞋,多穿平底或低跟的鞋。慢跑、爬山或瑜伽练习中弯曲膝盖动作若超过负荷,而股四头肌力量又不够强,那么髌骨就会开始磨损,造成髌骨软化症。

（九）髌下脂肪垫劳损案

【病案】

·患者· 女,39岁。

·初诊· 2013年4月。

·主诉· 右膝关节疼痛5个月。

患者热爱登山运动,5个月前开始感觉右膝关节疼痛,劳累后症状加重,休息后可缓解,偶会出现关节绞锁现象。在某院骨科康复治疗5个月,仍未见改善,特来就诊。

·专科检查· 右侧膝前部髌韧带两侧膝眼饱满,压痛(＋＋),膝关节屈伸受限,膝过伸试验阳性,髌腱松弛压痛试验阳性,脂肪垫挤压试验阳性。

·辅助检查· 膝关节MRI可见脂肪支架纹理增强,髌下脂肪垫有混浊现象及钙质沉着。

·中医诊断· 筋伤。

·西医诊断· 髌下脂肪垫劳损。

·推拿治法· 舒筋活血,消肿止痛,滑利关节。

在范师指导下进行半屈膝位推拿法(图48)操作:①患者取仰卧位,腘窝垫以枕头,使膝关节微屈曲约45°,取髌韧带两侧的关节间隙及鹤顶、膝眼、阴陵泉、阳陵泉等穴施以轻柔的拇指按揉法;②施以膝关节杠杆扳法并引导患侧膝关节做屈伸、内外旋的被动运动。治疗结束后患者立即感到右侧膝关节疼痛减轻,可以做下蹲动作。治疗15次后基本恢复。

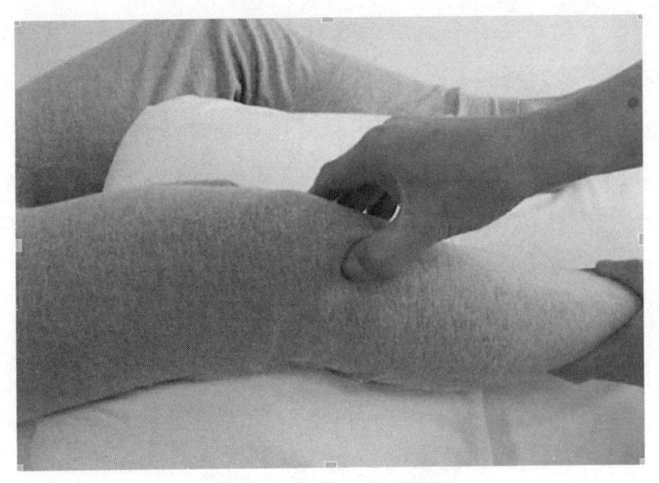

图48　脂肪垫劳损按揉法

·按语·

范师临证特别注意手法作用力的点、大小和方向，奉行“治因为先”的治疗原则。对于膝痛，一般推拿医生似乎无从下手，认为膝关节周围软组织少，不如躯干部其他地方肌肉丰富，不利于手法操作，因此忽视了膝关节周围软组织附着点的损伤。殊不知，由于膝关节结构的复杂性，附着的韧带与肌肉众多，恰是手法操作的有利条件。但是该关节运动功能复杂，损伤后表现症状相似，比较难以鉴别，所以明确诊断和治疗方向就显得尤为重要。

本病起病缓慢，初期膝部酸胀不适、乏力，易打软腿，易跌跤，膝部怕冷。症状时轻时重，最后变为持续性膝前痛。膝痛接近伸直位时疼痛明显，屈曲时缓解，但下蹲时不能持久，或久坐后因痛不能徒手站起。女性多见于男性，常有膝关节被“卡住”的感觉。

髌下脂肪垫呈三角形，位于髌骨下方，是髌韧带后方及两侧与关节囊之间的脂肪组织，充填于膝关节前部间隙，有增加膝关节稳定性和减少摩擦的作用。急、慢性劳损和继发性损伤会导致脂肪垫肥厚、充血、水肿，发生无菌性炎症，刺激神经末梢而疼痛；肥厚的脂肪垫容易在膝关节活动时嵌入关节间隙，出现关节绞锁现象；无菌性炎症反应又促使脂肪垫炎性渗出液增多，两侧膝眼位置因肿胀而变饱满。脂肪垫出现慢性炎症后容易与髌韧带产生粘连，从而影响膝关节的屈伸活动。

正是因为脂肪垫存在这样的生理特性，当患膝处于伸直状态时，脂肪垫仍处于关节间隙内，若在膝关节周围施以推拿手法则达不到力至病所的目的。因此，范师在治疗髌下脂肪垫劳损时特意要求在患侧腘窝垫以枕头，使膝关节微屈曲约45°，这样髌韧带较松弛，易于暴露痛点，手法的作用力才可直接深透至损伤部位。另外，膝关节杠杆扳法和拔伸旋转操作可增加膝关节间隙，有效解除髌下脂肪垫的嵌顿和挤压，改变脂肪垫和胫股关节的关系，有利于损伤的恢复。

附：

(1) 膝过伸试验：患者仰卧，膝关节伸直平放。医者一手握伤肢踝部，另一手按压膝部，使膝关节过伸，髌下脂肪垫处有疼痛，即为阳性。检查髌下脂肪垫损伤。

(2) 髌腱松弛压痛试验：患者仰卧，膝伸直。医者一手拇指放在内膝眼或外膝眼处，另一手掌根放在前一拇指指背上，放松股四头肌(髌腱松弛)，逐渐用力向下压拇指，压处有明显疼痛感；再令患者收缩股四头肌，重复以上动作，且压力相等，若出现疼痛减轻者为阳性，提示髌下脂肪垫损伤。

（十）半月板边缘型损伤案

【病案】

·患者· 男，50岁。

·初诊· 2000年7月。

·主诉· 右膝关节疼痛，行走困难6个月。

患者6个月前因右膝关节疼痛剧烈发作，行走困难。在某院骨科康复治疗6个月，仍未见改善，特来就诊。

·专科检查· 右膝外形肿胀，膝关节内、外侧间隙压痛（+），屈曲90°时疼痛并有弹响声。股四头肌内侧肌群轻度萎缩。麦氏征阳性，膝关节研磨试验阳性。

·辅助检查· MRI显示右侧膝关节内、外侧半月板边缘损伤。

·中医诊断· 痹证。

·西医诊断· 半月板边缘型损伤。

·推拿治法· 舒筋通络，滑利关节。

在范师指导下进行动态定位推拿法操作：患者取仰卧位，患膝屈曲90°，在半月板损伤侧关节间隙施以一指禅推法、按揉法治疗。然后采用膝关节杠杆扳法操作并摇膝关节（先做屈伸活动，后做内外旋活动）5次。治疗结束后患者即感右侧膝关节疼痛减轻，行走基本正常。治疗15次后基本恢复。

·按语·

半月板由富有弹性的纤维软骨构成，衬垫于胫骨内、外侧髁的关节面上，外侧呈“O”形，内侧呈“C”形，具有吸收膝关节的震荡、缓冲和减少关节面的摩擦、保护关节面的作用。半月板在生理状态下，随着膝关节活动而有一定的活动范围，因此在膝关节屈伸并突然剧烈旋转的过程

中，半月板正好处于股骨内、外侧髁与胫骨内、外侧髁之间，当这种旋转挤压或牵拉力超过半月板所能承受的力时便容易发生损伤。范师认为，传统推拿手法治疗膝关节部位时，多采取仰卧位或俯卧位，却没有要求有小腿内旋或外旋的体位，这不利于暴露内、外侧半月板边缘，不能使推拿作用力很好地渗透到关节间隙，因而影响治疗效果。为此，范师根据半月板的生理特性，采用了动态定位推拿法，以利于手法的作用力透达至损伤处：当治疗外侧半月板前角和外侧半月板后角损伤时，分别采取

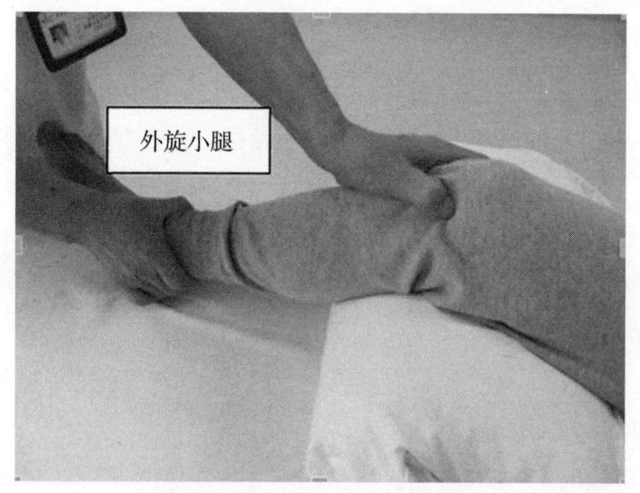

图49　内侧半月板前角推揉法

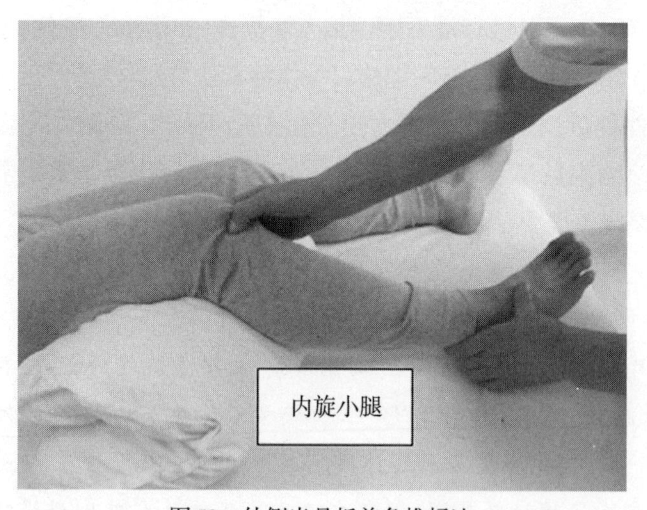

图50　外侧半月板前角推揉法

仰卧位和俯卧位姿势，并让膝关节处于内旋位置，使外侧关节间隙增宽，外侧半月板前角和后角边缘充分“显露”；当治疗内侧半月板前角和内侧半月板后角损伤时，也是分别采取仰卧位和俯卧位姿势，让膝关节处于外旋位置，使内侧关节间隙增宽，内侧半月板前角和后角边缘充分“显露”（图49～图52）。这样操作的优点是定位明确，充分利用特定的体位，使损伤部位暴露出来，使手法作用力直接作用于损伤部位，从而改善临床症状。

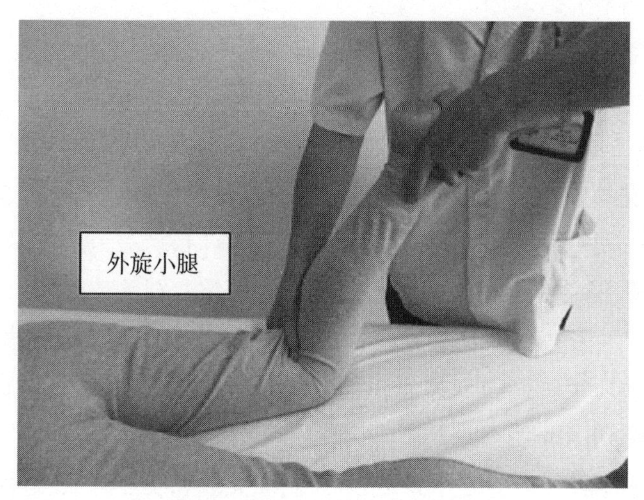

图51　内侧半月板后角推揉法

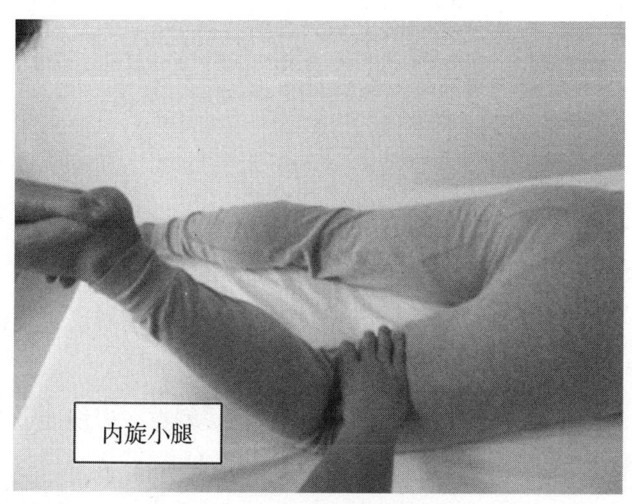

图52　外侧半月板后角推揉法

（十一）踝关节损伤后遗症案

【病案】

·患者· 男，27岁。

·初诊· 2006年7月。

·主诉· 左踝关节扭伤后疼痛1年余。

患者1年前下楼梯时，不慎扭伤左踝关节，当时左踝剧痛难忍，不能行走，于是在杭州某医院骨科就诊，拍摄左足X片显示无骨折、脱位，遂采用膏药外敷、制动等措施治疗。2周后复查时，踝关节肿胀基本消除，疼痛减轻，但是在走路时间稍长或跑步时感觉左踝关节疼痛一直存在，影响正常生活。后患者又进行针灸治疗，医生建议患者在家里用醋泡脚，并休息1年。1年后，患者虽能较长时间走路或跑步，但仍感左踝活动时疼痛，经人介绍后来到范师门诊就诊。

·专科检查· 左足外形无异常，左踝关节无明显肿胀，外踝前下方距腓前韧带处压痛（＋），活动功能可。

·辅助检查· 左足X片示无明显骨折或脱位。

·中医诊断· 筋伤。

·证候诊断· 气滞血瘀。

·西医诊断· 左踝关节扭伤。

·推拿治法· 行气活血，理筋整复。

范师指导用理筋整复法治疗：

(1) 患者取仰卧位，沿其小腿前外侧至踝外侧用㨰法或按揉法上下往返治疗3～5分钟。

(2) 用拇指先按揉损伤周围，待疼痛稍缓解再在损伤处进行按揉操作，手法掌握“轻—重—轻”原则，按揉5～8分钟。

(3) 一手托住患者左腿足跟部，另一手握住其足趾做牵引拔伸法，拔伸同时轻轻摇动踝关节，并在牵拉状态下做足内、外翻的动作，同时以一手拇指抵住损伤部位用力下压整复。重复操作3～5次。

（4）在损伤局部做向心性擦法（图53），以透热为度即可。

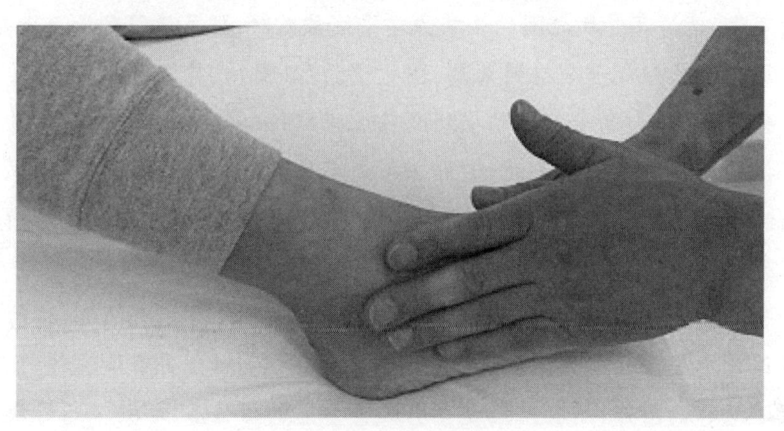

图53 踝关节理筋擦法

治疗结束后，患者感觉左踝很轻松，尝试一下小跑，兴奋地喊道："好像不怎么疼了！"范师嘱咐其治疗期间逐步进行功能训练。3次治疗后，患者感觉跑步时疼痛完全消失。

·按语·

该案例属于踝关节扭伤后遗症，范师询问患者治疗过程后认为：该患者的踝关节扭伤后较长时间，仍然有运动后疼痛加重的情况，可能在踝关节韧带损伤的同时，存在足跗骨错缝的问题。对于踝关节扭伤，其治疗原则是在扭伤初期1周以休息制动为主，之后的治疗应当以整复骨错缝，恢复骨与骨之间的排列位置为要。如果骨错缝不能纠正，会影响后续的关节功能恢复，即留下所谓的"后遗症"。

踝关节由胫、腓骨下端的关节面与距骨滑车构成，故又名距骨小腿关节。胫骨的下关节面及内、外踝关节面共同构成的"冂"形的关节窝，容纳距骨滑车（关节头）。由于滑车关节面前宽后窄，当足背屈时，较宽的前部进入窝内，关节稳定；但在跖屈时，例如走下坡路时，滑车较窄的后部进入窝内，踝关节松动且能做侧方运动，此时踝关节就容易发生扭伤。在结构上，由于外踝比内踝长而低，可阻止距骨过度外翻，所以以内

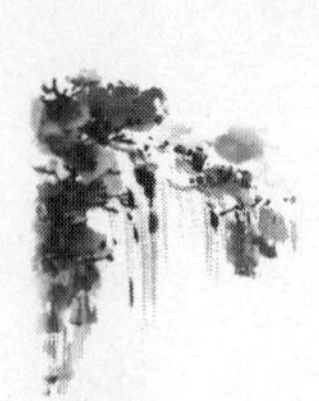

翻损伤最多见。软组织损伤后由于肌肉、肌腱或韧带的撕裂，可产生皮下微血管破裂、组织液渗出等，在临床上主要表现为局部（包括皮肤和关节等部位）肿胀、疼痛，关节活动受限等；在扭伤的同时，由于关节内应力的变化，使得各骨块之间的生物力学平衡被破坏，踝关节稳定性下降，造成踝关节各组成部分排列紊乱，即所谓的“筋出槽、骨错缝”。而骨关节排列紊乱，在影像学上很难找到明确依据，因此常常被忽视。如果骨关节排列长期得不到纠正的话，那么行走不适的症状就难以消除，造成所谓的“后遗症”。另外，韧带损伤后，对踝关节的保护功能下降，还会出现反复扭伤的情况。

该患者在经过1年左右的休息后，症状仍然没有完全消失，这时就应该考虑关节的排列问题，踝关节各组成部分相对位置有没有被纠正。经过范师的治疗，尤其是经过牵引拔伸整复的操作后，踝关节各骨块能在关节囊负压的作用下自动回复到正常位置，这就有效解决了遗留的关节功能障碍的根本问题，患者症状的缓解很好地说明了关节整复在治疗扭伤过程中的重要性。

（十二）踝关节急性损伤案

【病案】

·患者· 男，32岁。

·初诊· 2004年6月。

·主诉· 右踝关节扭伤。

患者2周前打篮球时，不慎扭伤右脚外侧，当时右脚踝剧痛难忍，不能行走。于杭州某医院骨科就诊，拍摄右足X片示无骨折、脱位。当时医嘱外敷膏药并制动。经2周后，脚踝疼痛减轻，但是肿胀不但没有消退，反而从右踝关节肿胀变成了整个右足肿胀，脚趾肿得像小萝卜一样，患者认为右踝病情加重，要求更换治疗方式，该骨科大夫告知，右踝无骨性病变，建议去其他医院寻求其他治疗方法。患者遂来到范师门诊就诊。当时患者由亲人搀扶来门诊，右脚不敢着地。

·专科检查· 右脚踝及右脚肿胀，右脚内外侧有紫色淤青，外踝前下方距腓前韧带处压痛明显（++）。

·辅助检查· 右足X片示无骨折、脱位。

·中医诊断· 筋伤。

·证候诊断· 气滞血瘀。

·西医诊断· 右踝关节扭伤。

·推拿治法· 行气活血，消肿止痛。

（1）患者取仰卧位，沿其小腿前外侧至踝外侧用㨰法或按揉法上下往返治疗3～5分钟。

（2）用拇指先按揉损伤周围，待疼痛稍缓解再在损伤处按揉，手法掌握“轻—重—轻”原则，按揉5～8分钟。

（3）沿外踝向小腿方向做向心性的掌根推法，以促进组织液回流。

（4）在损伤局部做向心性擦法，以透热为度即可。

治疗结束后，患者感觉疼痛减轻，肿胀略减轻，范师嘱患者继续回家休息静养。经3次治疗后，脚踝肿胀消除。但患者要外出开会，需暂时中断治疗，范师嘱其小心右脚，不要过度行走。开会回来后，患者兴奋地告诉范师，虽然有一定距离的行走，但右脚没有出现肿胀疼痛。继续推拿治疗共7次后痊愈。

·按语·

该患者踝关节扭伤后经过2周的治疗，不但没有治愈，病情反而加重。范师询问病史后认为，该患者的踝关节扭伤后长期肿胀不消，是由于踝关节损伤局部组织液回流不畅引起的，现阶段治疗不应以静养及局部镇痛为主，而应该以促进局部组织液回流，消除肿胀为主。要求我们推拿时宜用轻柔手法，损伤局部的擦法和掌推法方向应当是向心方向，以促使组织液向心脏方向回流，达到消肿止痛的目的。

踝关节扭伤多因行走时足部受力不均，或腾空后足部跖屈落地，踝关节过度内翻或外翻使踝关节突然向一侧扭转超过正常活动范围所致，踝关节内、外侧韧带发生撕裂性损伤，出现踝关节肿胀、疼痛、瘀血、关节活动功能障碍等症状。韧带损伤可分为内侧副韧带损伤和外侧副韧带损伤，按损伤程度不同可分为韧带附着处骨膜撕裂、韧带纤维部分撕裂、韧带完全断裂，损伤严重者常伴有撕脱性骨折。

踝关节容易发生内翻损伤的原因与其生理结构密切相关。踝关节由胫、腓骨下端和距骨组成，胫骨下端内侧骨突为内踝；胫骨下端后缘也稍向下突出，称后踝；腓骨下端突出部分为外踝。内、外、后踝组成踝穴。在结构上，首先内踝比外踝短，且外侧的腓骨长短肌腱也较内侧的肌腱群弱小，故外侧肌肉的保护功能较弱，踝关节侧方活动以内翻较外翻的幅度为大，容易出现内翻；其次，由于距骨关节面呈前宽后窄的形态，在足跖屈时，距骨后部较窄的部分进入相对宽敞的踝穴，此时的踝关节相对不稳定，更容易造成内翻；再者，踝关节囊在前后方较松弛，两侧较紧，但外侧副韧带弱于内侧的三角韧带，也是扭伤造成外侧副韧带损伤较多的原因。外侧副韧带分为距腓前、后韧带和跟腓韧带三部分，临床上85%为距腓前韧带损伤。

范师认为,该患者肿胀的原因不仅仅局限于踝关节局部,而是已经影响到周围软组织的静脉回流。因此,治疗范围应加大到整个小腿内外侧,并用向心性擦法,促进循环,减轻回流障碍。最后的治疗效果良好,7次治疗后痊愈。

内科篇

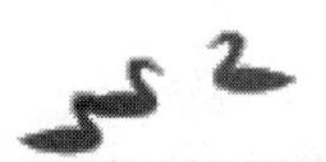

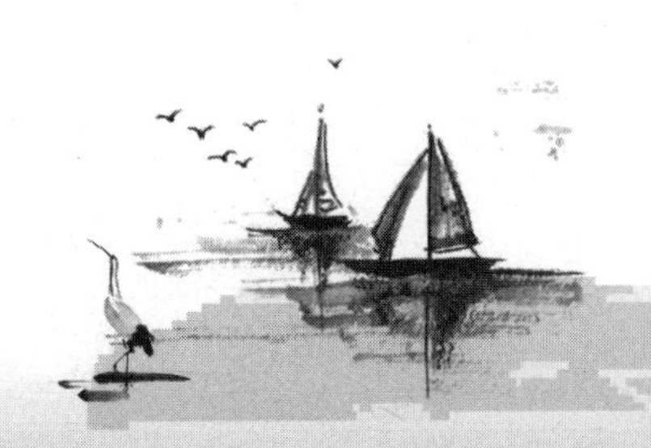

（一）眩晕案

【病案】

·患者· 女，56岁。

·初诊· 2007年4月。

·主诉· 头晕伴有颈部不适10年，加重1年余。

患者10年前出现头晕伴颈部不适，时发时止，遇寒冷及转颈时发作或加重，近1年来加重，并出现头昏、心烦、前额及枕部胀痛，曾住院2月余，予扩血管、营养脑组织药物治疗，效果不佳，遂就诊于范师门诊。

·专科检查· 颈椎生理弧度变直，上颈段紧张痉挛，左侧$C_{2\sim3}$关节突关节偏突压痛，左侧风池穴压痛明显。无上肢痛麻症状，腱反射正常。

·辅助检查· 颈椎X片显示：颈椎生理弧度变直，寰枢间隙基本对称。椎动脉CT血管造影三维重建（3D－CTA）检查显示：椎动脉不是经C_1横突孔穿出，绕后环上缘入颅，而是从C_2横突孔穿出，于C_1后环下直接入颅。

·中医诊断· 眩晕病（椎系眩晕）。

·西医诊断· 颈椎病、椎动脉供血不足。

·推拿治法· 舒筋活血，整复错缝。

范师用右手拇指在患者左侧风池穴紧贴枕骨下缘，仔细触摸查找激发点，并嘱患者仔细体会感觉，如有向巅顶部放射样感时即告之。在患者配合下，于风池穴向内贴近枕骨下缘的位置找到了产生放射样痛感的激发点，随即范师用拇指桡侧面着力向内上方做轻柔的按揉约1分钟（图54），并配合五线五区十三穴推拿法进行治疗。治疗5次后，患者感觉头晕发作次数明显减少，发作程度明显减轻。后经10次治疗，患者自述症状消失，转头亦无眩晕感。随访至今未见复发。

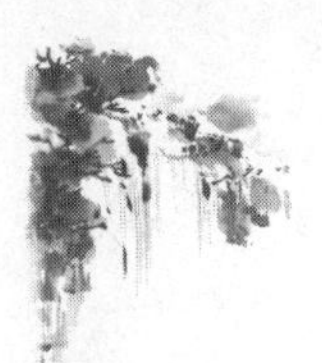

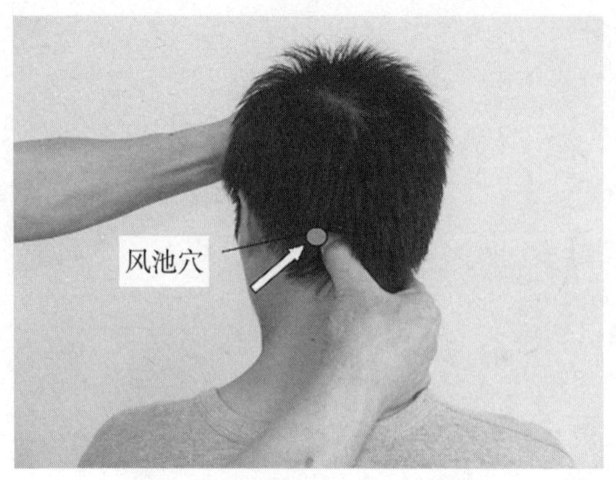

图54　在风池穴向内上方按揉

·按语·

范师认为该患者是由于椎动脉形态学的变化引起，椎动脉第3段(V_3)正常走行路线是椎动脉从C_2横突孔穿出后，向外向后穿C_1横突孔，至C_1侧上关节面后方，经寰椎后弓上方呈水平方向转向后内，通过椎动脉沟，当接近正中线时穿寰枕后膜进入颅内。而该患者的椎动脉走行路线发生变异，它从C_2横突孔穿出后，于C_1后环下直接入颅，这样椎动脉就失去了椎动脉沟的保护，更易受到椎枕肌、环枕筋膜的挤压、牵拉和刺激而引起痉挛，导致椎动脉供血不足，引起眩晕发作。此种情况下，治疗部位应选择枕下三角的头后上直肌部位，而风池穴正位于枕下三角区，历来是治疗头晕头痛的要穴，具有清利头目、开窍醒神的功效。手法作用点选择风池穴，手法向内上方按揉，可缓解椎枕肌、环枕筋膜对椎动脉的压迫和刺激，有效地改善椎－基底动脉血供，缓解缺血症状。缺血情况得以缓解后，头晕症状自然消失。

3D－CTA椎动脉血管造影检查对我们临床的意义在于，帮助我们发现一些以往忽略的，或未曾发现的椎动脉形态上的问题，解释了一些以往比较难解释的症状。像此例患者，头晕症状在转颈时加重，从她的3D－CTA椎动脉血管造影检查发现，其椎动脉入颅段行走异常，从C_2横突孔出来后未进入C_1横突孔，而是直接于C_1后环下入颅。这样一来，一方面椎动脉缺少了C_1横突孔和椎动脉沟的保护，另一方面在C_1后环下入颅的过程中，容易因颈部转动而受到软组织牵拉刺激，造成痉挛缺血。了解到这一椎动脉先天走行的异常后,医生和患者双方都对该病例有了清醒的认识,医生科学清晰的解释使患者不会盲目地猜测和惊慌。临床有很多头晕、头痛患者,因查不出确切的病因,或医生对诊断和治疗无从入手,而被诊断为焦虑症、抑郁症。因此,3D-CTA椎动脉血管造影对椎系眩晕的诊断和治疗有极其重要的意义。

附:风池穴定位:当枕骨之下,胸锁乳突肌与斜方肌上端之间的凹陷处。平风府穴。

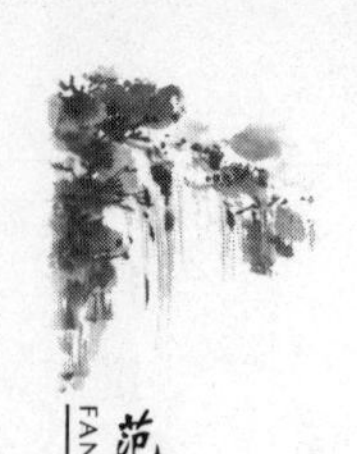

（二）耳鸣案

【病案】

·患者· 女，50岁，教师。

·初诊· 2008年2月。

·主诉· 颈部酸痛伴右耳耳鸣1月余。

患者因长期伏案工作而致颈部酸痛，反复发作。1月前睡醒后自觉右耳耳鸣如蝉，时有时无，夜间较甚。经某院五官科检查发现双耳听力下降，遵照医嘱服药后未见改善，遂辗转各大医院求医，均未见好转。现症状逐渐加重并出现头晕、目暗、虚烦失眠等。今因颈部酸痛不适伴右耳耳鸣，特来范师处就诊。

·专科检查· 颈椎生理弧度变直，颈部后伸及左右旋转活动受限，上颈段紧张痉挛，右侧$C_{2\sim3}$关节突关节偏突压痛，右侧风池穴压痛明显，并可触及一条索状物，按压时有向同侧耳后放射感，无上肢痛麻症状。

·辅助检查· 颈椎X片显示：颈椎生理弧度反弓，$C_{2\sim5}$椎体后关节增生，寰枢间隙两侧对称。经颅多普勒（TCD）显示：右侧椎动脉和基底动脉血流速度减慢。

·中医诊断· 耳鸣。

·西医诊断· 耳鸣。

·推拿治法· 舒筋活血，整复错缝。

范师用右手拇指在患者右侧风池穴紧贴枕骨下缘，仔细触摸查找激发点，并嘱患者仔细体会感觉，如有向右侧耳部放射样酸胀感时即告之。在患者配合下，在风池穴向外贴近乳突的位置找到激发点，随即范师用拇指尺侧面着力做向外上方向的轻柔按揉约1分钟（图55）以及耳内按揉，然后对右侧$C_{2\sim3}$关节突关节偏突采用定位旋颈提颈整复，并对颈椎进行后伸扳法操作，纠正弧度反弓。治疗结束后，患者当即感觉耳鸣缓解。后经2个疗程治疗，耳鸣消失。随访至今未见复发。

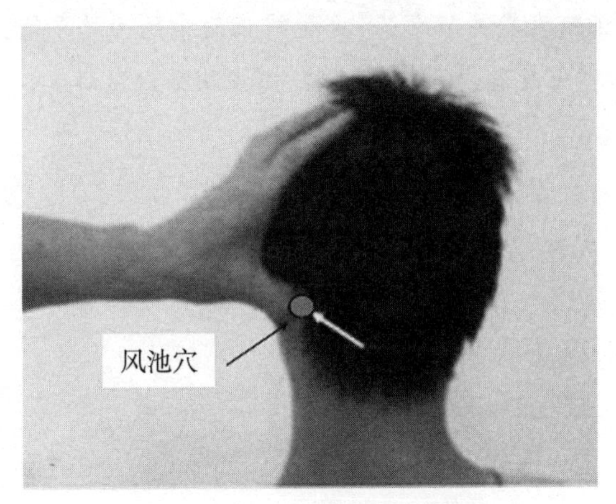

图55　在风池穴向外上方按揉

·按语·

范师认为该患者病因病机为髓海不足。肾主藏精而生髓，髓海渗精气以荣耳窍，若先天禀赋不足或过度伤肾，精髓不足，髓海空虚，耳窍失于濡养则产生耳鸣。从西医耳鼻喉科角度来看，神经性耳鸣又称感音神经性耳鸣，是指人们在没有任何外界刺激条件下所产生的异常声音感觉。患者感觉耳内有蝉鸣声、嗡嗡声或金属摩擦样嘶嘶声等，可伴有耳聋、眩晕、头痛等其他症状。一般认为和耳蜗、听神经或听觉中枢病变有关。从范师接诊的椎系眩晕患者来看，部分患者在头晕的同时存在耳鸣，我们不由得将这两者联系起来，是否同样是因为供血的问题使内耳循环障碍而造成耳鸣呢？从解剖上看，内耳的动脉来自基底动脉的分支迷路动脉，它又分为前庭支和耳蜗支，主管位置觉和听觉。基于这一点，完全有可能由于基底动脉供血不足导致迷路动脉循环不畅，造成内耳循环障碍而引起耳鸣。另外，如果交感神经鼓室丛受到刺激，使迷路动脉反射性痉挛，也可造成内耳血管痉挛，血液循环障碍而引发耳鸣。

笔者认为，无论从血管因素还是神经因素，基底动脉和颈交感神经都和颈椎病变有关联。因此，由于内耳循环障碍而引起的耳鸣患者，均可通过治疗颈椎问题来缓解耳鸣症状。此种情况下引起的耳鸣，手法治疗作用点宜在颈后三角区的外上角，相当于风池穴位置，手法作用向耳

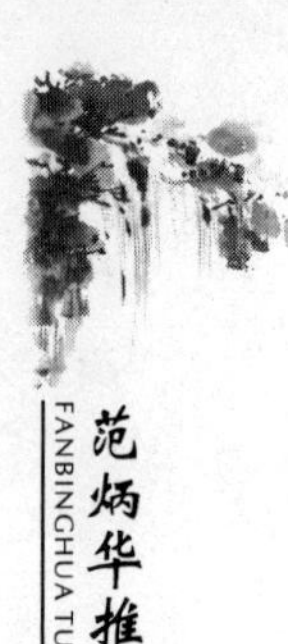

上方向按揉，可缓解头后上斜肌、交感神经和椎动脉受到的刺激或压迫，整复手法矫正颈椎后关节紊乱，更能纠正颈椎的力学平衡，减轻软组织张力；耳内按揉可改善内耳血液循环，使症状得以缓解。

（三）偏头痛案

【病案】

·患者· 女，59岁，务农。

·初诊· 2009年4月，患者神清，痛哭流涕，头痛难忍，以右手按住右侧头部，由女儿陪同就诊。

·主诉· 右侧偏头痛急性发作2小时，有既往史。

患者先由神经科医生接诊，询问病史，查体征，但患者因头痛剧烈无法配合，遂请范师会诊。询问病情得知患者有偏头痛史10余年，每次都发生在右侧，疼痛自右侧后枕部向上沿头颞侧一直放射到右侧太阳穴直至右眼眶上，每年发作4～5次，以秋冬和春夏季节发作为多，每次发作前有预感，后枕部紧张不适时即预感要头痛发作。经休息、自服芬必得3～5天后缓解。本次发作因昨晚睡眠不佳，晨起即头痛难忍，伴有恶心，但无呕吐，自测血压正常。

·专科检查· 颈椎生理弧度变直，颈部后伸及左右旋转活动受限，上颈段紧张痉挛，右侧$C_{2\sim3}$关节突关节偏突压痛，风池穴压痛明显，无上肢痛麻症状。

·辅助检查· 颈椎X片显示：颈椎生理弧度变直，$C_{4\sim6}$椎体前缘增生，$C_{2\sim3}$～$C_{5\sim6}$关节突关节毛糙。

·中医诊断· 头风（偏头痛）。

·西医诊断· 偏头痛、枕大神经痛。

·推拿治法· 舒筋活血，整复错缝。

范师用左手拇指在患者右侧风池穴紧贴枕骨下缘，仔细触摸查找疼痛激发点，并嘱患者仔细体会感觉，如有向右侧头部放射样酸胀感时即告之。在患者配合下，范师于贴近枕骨下缘的风池穴位置找到与疼痛部位完全一致的激发点，随即用拇指端按压这个激发点，并做垂直向上方

向的轻柔按揉约1分钟(图56),然后对右侧$C_{2\sim3}$关节突关节偏突采用定位旋颈提颈法整复后,询问患者疼痛缓解情况,患者破涕为笑说:"不痛了。"当即欲下跪致谢。至今未复发。

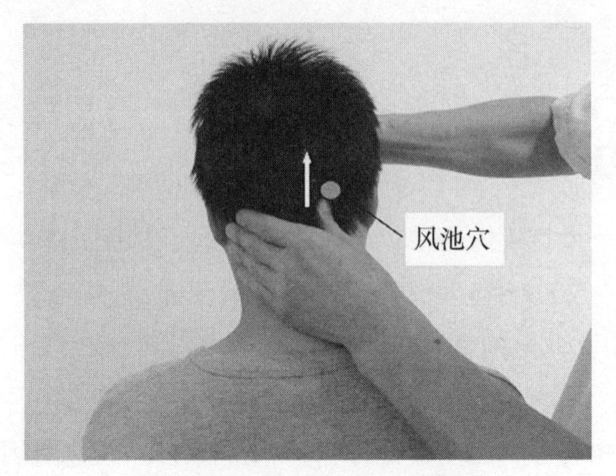

图56　在风池穴向直上方按揉

·按语·

偏头痛临床较为常见,以中青年女性居多,以一侧头痛多见,也可以两侧同时发作。中医称为"头风病"。三国时期曹操患的即为此病。常因感受风寒之邪,气滞血瘀,阻滞经络,不通则痛所致。现代医学有神经性头痛、血管性头痛、紧张性头痛、肌收缩性头痛、丛集性头痛之分。范师认为:该病病因在外邪,病位在颈,好发于颈椎病患者。就病因而言,风为百病之长,当感受风寒之邪,或长期低头劳损,必致上颈段紧张痉挛诱发头痛。就其病理而言,上颈段寰枕(寰枕关节至$C_{2\sim3}$段)分别有枕神经、耳大神经、耳小神经、枕小神经、枕大神经分出,除枕神经外,其余神经均穿越风池穴。由于风池穴位于枕下三角区,当枕下三角区受椎枕肌、寰枕筋膜痉挛压迫,或寰枕失稳等因素刺激神经即可发生头痛。经《针灸大成》等13部医著对头痛主症的针灸、推拿取穴统计,65%以上首选风池穴,说明中医古代对风池穴的作用已十分了解。由于神经分布的区域不同,不同的神经受刺激,头痛的部位也各不相同。根据传统经络理论,头痛按经络分太阳经、阳明经、少阳经和督脉经头痛;按部位分前额痛、巅顶痛、颞部痛、后枕痛;按辨证分外感和内伤头痛,外感头痛适用于推拿的多属外感风寒型，内伤头痛因脏腑、气血损伤或内邪上扰所致。《景岳全书·杂证谟》曰："至若内伤头痛，则不得以三阳为拘矣。"内伤头痛一般起病较缓，时作时止，遇劳累受风或情志刺激则常易发作，并有脏腑气血不足或内邪证候，以虚证居多，有气虚头痛、血虚头痛、阴虚头痛、阳虚头痛、肾虚头痛及瘀血头痛、痰湿头痛、肝阳头痛等。范师治头痛，多不按脏腑辨证，而多以经络所属不同来选择手法和穴位。

该案例为枕大神经受累而引起的头痛，属少阳经头痛，表现在右侧 $C_{2\sim3}$ 关节突关节偏突、压痛，其疼痛放射的部位与右侧枕大神经的循行路线相吻合，经风池穴激发点按揉及整复偏突的关节突关节 1 次治疗后，头痛症状即消失，至今未发。

（四）失眠案

【病案】

·患者· 女，53岁。

·初诊· 2010年10月。

·主诉· 失眠10年。

患者失眠10年，辗转各大医院求医均未见好转，目前每晚临睡前需口服2片安定方可入睡，但药效只能持续2小时。某次参加范师的授课，听说推拿可以帮助改善睡眠，就抱着试一试的心态请范师诊治。

·专科检查· 无。

·辅助检查· 无。

·中医诊断· 不寐。

·西医诊断· 失眠。

·推拿治法· 调和气血，宁心安神。

患者取仰卧位，双目微闭，精神放松。范师先用拇指按于印堂穴进行按揉，再用两手的中指分别按于患者两侧太阳穴同时进行按揉。另用一侧大鱼际在患者前额进行往返循序按揉，配合用拇指螺纹面在前额进行往返分抹，手法轻柔，时间15分钟。治疗结束后，范师嘱其在临睡前用温热水泡脚10分钟，擦干后用一侧小鱼际置于对侧足心涌泉穴进行往返摩擦（图57），擦至足心深部透热为度，再换另一足按此法继续操作。1周后患者前来复诊，自述安眠药用量已减至1片，2周后复诊，自述睡眠质量变得很好了。

·按语·

涌泉穴为足少阴肾经井穴，所出为井，井者，东方春也，万物之始生。《黄帝内经》中云："肾出于涌泉，涌泉者足心也。"肾经之气犹如源泉

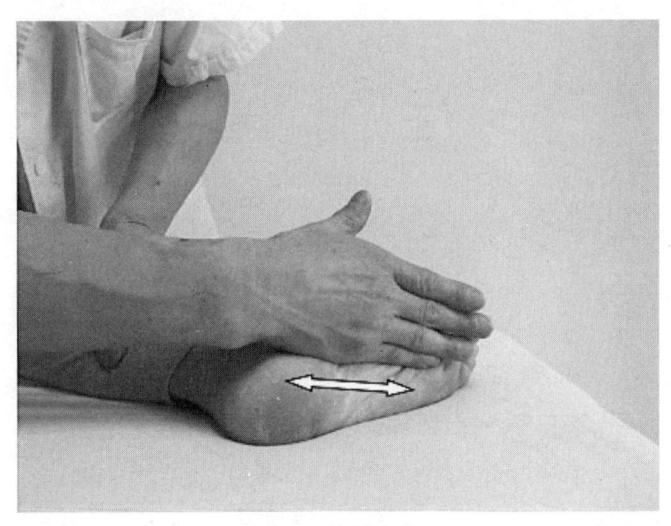

图57　擦涌泉法

之水，来源于足下，涌出灌溉周身四肢各处。涌泉穴位于足心，处于至阴之地，可引气血下行，功擅主降，是升降要穴。传统中医养生学认为，按摩涌泉穴可以培补元气，振奋人体之正气，调整脏腑之功能。民间有"寒从足入"、"温从足入"之说，按摩涌泉穴等足底穴位可以起到强身健体、延年益寿之功效，历代医家、名人十分推崇。据苏东坡所著的《仇池笔记》记载，扬州有位长寿的武官注重保健按摩，他曾在气候潮热、疟疾和各种传染病横行的两广地区当官十多年，从来不吃药，也没有感染过疾病，年纪大了依然面色红润、腰足轻快。这位武官健康长寿的秘诀，就在于经常按摩足底的涌泉穴，"每日五更起坐，两足相向，热摩涌泉穴无数，以汗出为度"。苏大学士十分羡慕，于是效仿其按摩法，果然见效。擦涌泉后由于其热效应会使神经末梢兴奋，激活神经及内分泌，促进血液循环，从而调节大脑皮质兴奋与抑制功能失调及自主神经机能失调，起到益智安神的功效。

【相关穴位定位】

涌泉穴　位于足底部，蜷足时足前部凹陷处，当足底第2、3跖趾缝纹头端与足跟连线的前1/3与后2/3交点上（图58）。

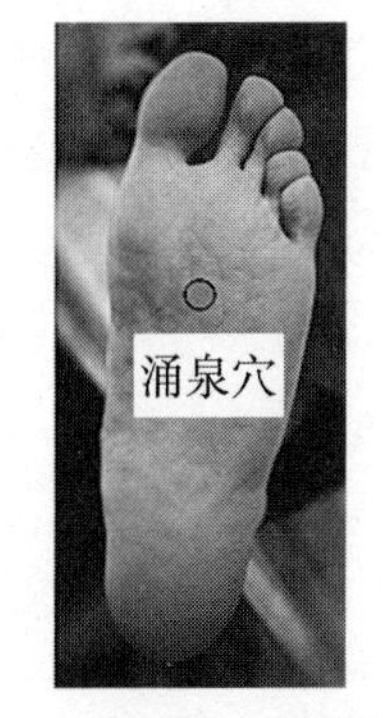

图58　涌泉穴

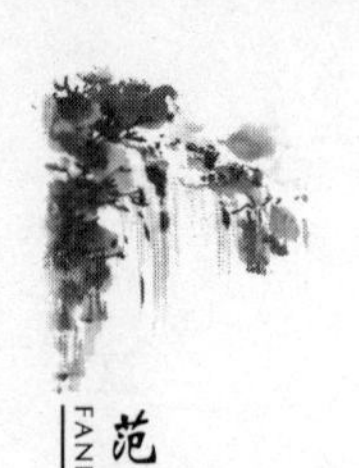

（五）哮喘案

【病案】

·患者· 男，60岁。

·初诊· 2012年3月，患者呼吸较急促。

·主诉· 哮喘反复发作12年，加重2月。

患者有哮喘病史12年，每逢冬春季易发，近年来发作次数频繁，症状加重，先后住院3次，用中西医药物治疗后症状好转，但哮喘始终未根除。每次发作均与寒冷刺激有关，呼吸急促伴咳嗽，喉间可闻及哮鸣音，彻夜不能寐，半卧位仍感呼吸困难。在与来推拿科求诊的家人同来医院时，询问是否可以通过推拿进行治疗，要求范师门诊一试。

·专科检查· 双肺可闻及散在哮鸣音，呼气相延长。

·辅助检查· 血常规示白细胞计数↑10.9×10^{9}个/L，中性粒细胞↑75%。胸部X线示肺纹理增粗。

·中医诊断· 喘证。

·西医诊断· 支气管哮喘。

·推拿治法· 宣肺平喘，培本固元。

（1）患者取坐位，术者位于患者后方，按揉其膀胱经及脊柱两侧，重点治疗上胸段，继而按揉定喘、肺俞等穴，配合拿风池、肩井穴。

（2）术者在患者胸前以掌摩法操作，配合按揉中府、云门、膻中穴。

（3）以掌擦法在患者背部膀胱经操作，在患者上胸段沿胁肋施擦法（图59）。

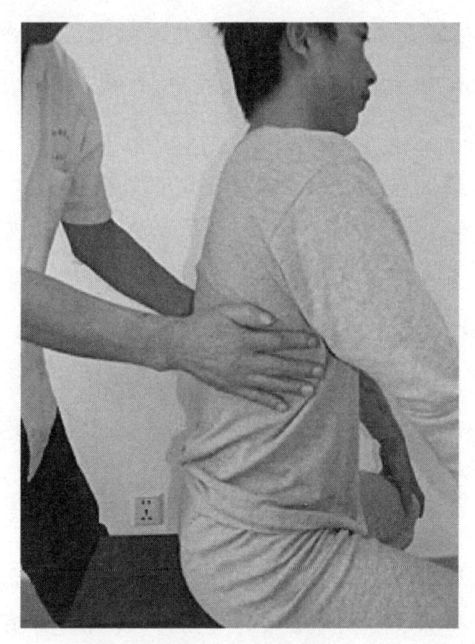

图59　擦胁肋法

治疗结束后，患者感觉呼吸较之前舒畅，对推拿的效果予以肯定，后又治疗5次，哮喘症状得以稳定，发作次数明显减少。

·按语·

哮喘又名支气管哮喘，是由多种细胞及细胞组分参与的慢性气道炎症，常伴随气道高反应性，导致喘息、气促、胸闷和(或)咳嗽等症状反复发作，多在夜间和(或)凌晨发生。此类症状常伴有广泛而多变的气流阻塞，在急性发作期间，若没有针对性缓解支气管痉挛的药物，对患者有极大的危险性。经常发作的患者会自备缓解支气管痉挛的吸入剂，但这些药物中常含有一定量的激素，长期反复应用有一定的副作用。因此，在缓解期尽量减少发作次数和(或)发作程度成为治疗的首要任务。除药物和注意日常起居以外，点按胸背部和肺经上的一些穴位，通过神经调节机制，也能起到缓解支气管痉挛的作用。

膻中穴是心包的募穴(心包经经气聚集之处)，也是气会穴(宗气聚会之处)，又是任脉、足太阴、足少阴、手太阳、手少阳经的交会穴，具有宽胸理气、止咳平喘的功效。历代针灸医家对本穴的主治病症论述大都集

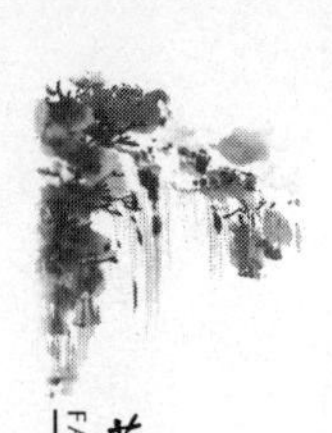

中在气病范畴，尤其是心、胸疾病，如治肺气咳嗽，上喘唾脓，不得下食，胸中如窒；膻中、天井主胸心痛；缺盆、膻中、巨阙主咳嗽；膻中、华盖主短气不得息、不能言。

中府是手太阴肺经之脉起始之穴，为中气之所聚。该穴位为肺之募穴，是肺气结聚之处。穴名中“中”为中焦之意，“府”含义为“聚”，中府意为中焦脾胃之气和肺气聚集于此穴，故名中府。该穴位置不宜用针刺，容易伤及肺脏，故用推拿的方法刺激该穴最为适宜。

云门的“云”指脉气，“门”是门户的意思。《素问·阴阳应象大论》指出：“云出天气……天气通于肺。”该穴位为手太阴肺经脉气所发，肺气如云，是肺气出入之门户，故肺系疾患均可用此穴。但该穴位同样不宜用针刺。

肺俞属足太阳膀胱经，是肺的背俞穴，是治疗肺系疾病的主要穴位。

定喘是经外奇穴，有平喘止咳的作用，对哮喘发作有显著效果。

对于以上穴位，在哮喘的发作期，如能进行手法按摩，能起到很好的控制和缓解症状的效果。

【相关穴位定位】

膻中穴　在前正中线上，两乳头连线的中点。

中府穴　位于胸部，横平第1肋间隙，锁骨下窝外侧，前正中线旁开6寸。

云门穴　位于胸部，锁骨下窝凹陷中，肩胛骨喙突内缘，前正中线旁开6寸。

定喘穴　后正中线上，第7颈椎棘突下定大椎穴，旁开0.5寸处。

肺俞穴　位于第3胸椎棘突旁开1.5寸。

（六）感冒案

【病案】

·患者· 男,35岁。

·初诊· 2014年4月,患者神清。

·主诉· 鼻塞头痛3天。

患者既往身体状况良好,3天前出现恶寒头痛、鼻塞流涕、项强,未予重视,今仍有上述症状,以头痛为主,为求治疗,特来范师门诊就诊。

·专科检查· 颈部肌肉紧张,风池穴压痛明显,颈椎前后屈伸受限。舌淡红苔薄白,脉浮紧。

·辅助检查· 血常规未见明显异常。

·中医诊断· 感冒。

·西医诊断· 上呼吸道感染。

·推拿治法· 疏风解表,散寒止痛。

（1）患者取坐位,术者位于患者后方,取风池穴用一指禅推法、拿法交替操作。拿捏颈项5遍,时间约10分钟,以疏风散寒解表。

（2）术者位于患者侧前方,取太阳、印堂穴(图60),以一指禅推法

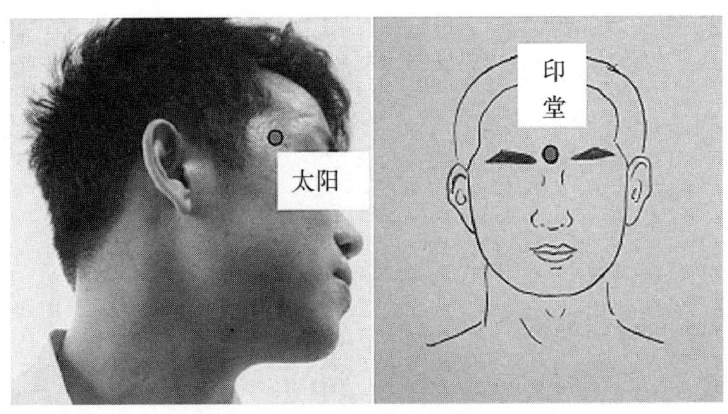

图60 太阳穴和印堂穴

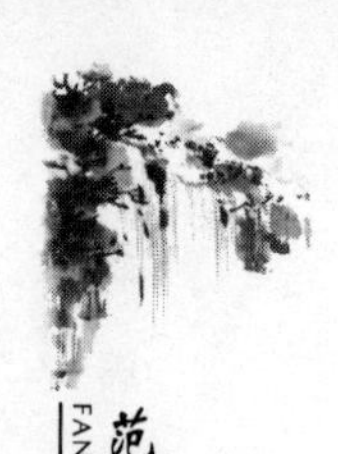

操作，然后分抹前额，按揉迎香穴，在两侧颞部用扫散法操作，手法宜轻快，时间约5分钟，可以缓解头痛症状，最后以拿肩井结束治疗。

治疗结束后，患者感觉头痛症状明显减轻，其余症状也有不同程度的缓解。隔日复诊，经2次治疗后症状基本消除。

·按语·

感冒是指患者感受风寒或风热外邪，郁于头面或肌表，引起鼻窍和卫表症状。该患者感冒症见头痛鼻塞，颈项僵硬不舒。以外感风寒，阻塞头面和鼻窍经络为主。《伤寒论》中有描述："太阳之为病，脉浮，头项强痛而恶寒。"该患者症状符合《伤寒论》中对太阳病"头项强痛"的描述。除用药物发汗解表之外，推拿手法也可以起到发汗解表、疏风散寒的作用，使外邪从表而解。《素问·阴阳应象大论》中说："其在皮者，汗而发之。"故范师取风池、太阳、印堂、肩井诸穴发汗，驱散表邪。推拿治疗一般用在感冒初期，可以疏通经络，使表邪外达。扫散法是用拇指桡侧部或其余四指指端快速地来回推抹头颞部的操作方法，常用于外感头痛等症，具有疏散风邪的作用。范师对外感诸症也常用推拿治疗，多得到出人意料的疗效。

【相关穴位定位】

太阳穴　在颞部，当眉梢与目外眦之间，向后约1横指的凹陷处。

印堂穴　在额部，当两眉头的中间。

（七）慢性腹泻案

【病案】

·患者· 男，58岁。

·初诊· 2007年6月。

·主诉· 腹泻反复发作1年余。

患者1年前出现腹泻，一日3～4次，受凉后即出现腹泻，粪便不成形，或伴有黏液，或为不消化食物，病情逐渐加重，辗转各大医院检查治疗均未见好转。患者神情焦虑，食欲减退，睡眠不安，特来范师门诊就诊。

·专科检查· 糊状便，白细胞（－），红细胞（－），不消化食物（＋）。

·辅助检查· 无。

·中医诊断· 泄泻、濡泄、洞泄。

·西医诊断· 慢性腹泻。

·推拿治法· 和肠止泻。

范师让患者仰卧、半屈膝，用手掌连同五指在下腹部做逆时针方向的摩腹，操作按照左下腹→左上腹→右上腹→右下腹→左下腹的顺序进行往返按摩（图61）。手法轻柔均匀，当摩至左下腹→左上腹时手法适当偏重，并带有向上托摩之势。频率每分钟60～80次，时间约10分钟。因该患者病情较重，范师将操作时间延长至45分钟，治疗结束后患者感觉整个下腹部有温热感，并向腹内透热。治疗6次后未见复发。

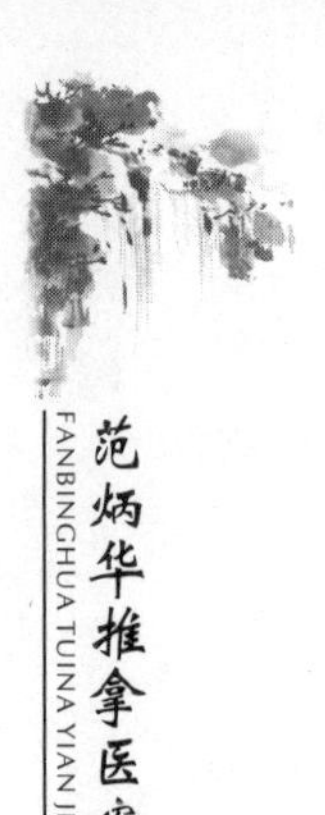

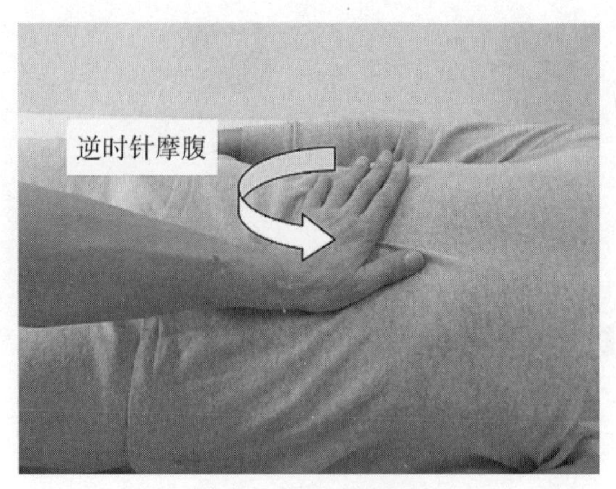

图61　逆时针摩腹法

·按语·

范师从胃肠动力学观点分析，认为该患者腹泻主要是由于肠蠕动增快，肠腔排空过速造成，肠内容物在肠腔内停留时间过短，以致来不及消化吸收，或存在消化吸收障碍，久之形成慢性腹泻。中医认为，慢性腹泻多和脾虚、肾虚有关，又称“濡泄”、“洞泄”。“虚则补，实则泻。”虚证腹泻治疗以补法摩腹为主。推拿摩腹手法中以手法轻柔、逆时针摩腹为补法。逆时针方向按摩，也就是逆着肠蠕动方向摩揉腹部，可增强胃肠消化功能，有健脾止泻的作用。柔和有力的手法刺激，可加快胃肠道的血液循环，并通过反射调节胃肠机能，从而使位于降结肠和直肠的交感神经兴奋，副交感神经抑制。交感神经兴奋对胃肠道的作用主要是抑制蠕动，最终使降结肠、直肠蠕动减慢，以增加肠道内容物在肠道中的停留时间，增加吸收。此外，摩腹时产生的垂直向上的托摩之力，可明显改变腹压，并协调和减弱直肠复合运动，促进大肠对食物的消化吸收。逆时针摩腹可固本培元，健脾益肾，改善肠道吸收，调节肠道功能，但在操作时关键要掌握手法操作的方向和作用力，轻重得当，透热至腹内疗效才能明显。

（八）习惯性便秘案

【病案】

·患者· 男，53岁。

·初诊· 2004年5月。

·主诉· 便秘10年。

患者10年前出现便秘，2天至1周排便一次，后病情逐渐加重，辗转各大医院检查治疗均未见好转，只能依靠开塞露等药物。现病情加重，大便10天未能自解，需大剂量药物辅助才可。患者神情焦虑，食欲减退，睡眠不安，特来范师门诊就诊。

·专科检查· 腹胀，轻度压痛。

·辅助检查· 无。

·中医诊断· 阳结、脾约。

·西医诊断· 便秘。

·推拿治法· 和肠通便。

范师让患者仰卧、半屈膝，用手掌连同五指在下腹部做顺时针方向的摩腹，操作按照右下腹→右上腹→左上腹→左下腹→右下腹的顺序进行往返按摩（图62）。手法轻柔均匀，当摩至左上腹→左下腹时手法适当偏重，并带有向下推摩之势。频率每分钟60～80次，时间约10分钟。范师为使患者整个下腹部有温热感，并向腹内透热，操作时间延长至45分钟。治疗结束后半小时，患者自觉腹中辘辘，频繁矢气，范师大喜，认为这是大小肠开始运化其内容物的先兆。后又按揉支沟、大肠俞穴，并在背部脾俞穴到大肠俞穴一线行擦法，使背部有明显的温热感。当晚10点多，患者不依靠药物自行排出一小指大小的颗粒状粪便，并于隔日早晨6点排出大量粪便，患者致电对范师表示万分感激。

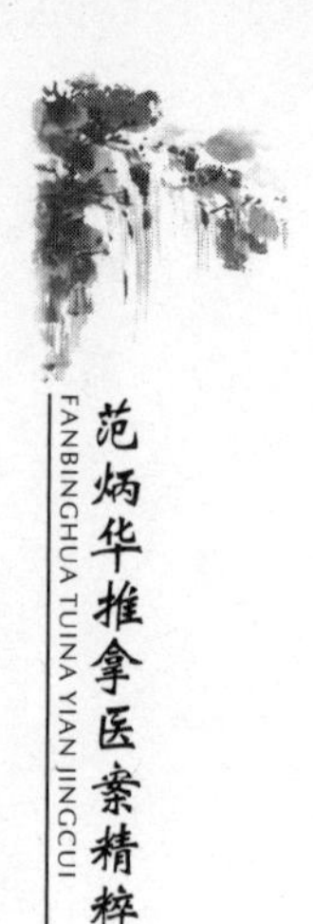

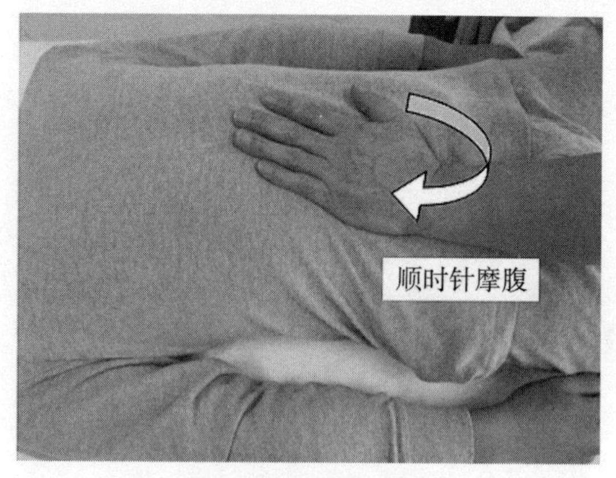

图62　顺时针摩腹法

·按语·

范师认为习惯性便秘大多数属于功能性，少数可由肠道器质性因素引发。从胃肠动力学分析，该患者主要是由于肠蠕动减慢，粪便在肠腔内停留时间延长，其水分被过量吸收，粪质过于干燥坚硬，肠黏膜分泌肠液减少，导致排出困难，久之形成习惯性便秘。其多见于中老年人和久坐缺少运动锻炼的人群；属中医"阳结"、"脾约"范畴，多属实证，推拿治疗以理气通便，泻法为主。推拿摩腹手法中以用力相对较大，顺时针方向的摩腹为泻法。顺时针摩腹也就是顺着肠蠕动方向摩揉腹部，柔和有力的手法刺激可通过反射调节使中枢受到抑制，从而使位于降结肠和直肠的副交感神经兴奋、交感神经抑制，最终使降结肠、直肠蠕动增加，肛门内括约肌松弛，为粪便的排泄创造有利条件。此外，摩腹时产生的垂直向下的力，可明显改变腹压，并协调和增强直肠复合运动，促进粪便顺利排出。顺时针摩腹可理气降浊，和肠通便，改善肠道吸收，调节肠道功能，有明显的泻下通便的作用。但在操作时要掌握手法操作的方向和作用力，轻重得当，透热至腹内疗效才能明显。

（九）胃脘痛案(一)

【病案】

·患者· 男,60岁。

·初诊· 2008年5月,患者痛苦面容。

·主诉· 胃痛2小时。

患者既往有胃病史,常服用奥美拉唑等药物。在出差途中突发胃痛,又未携带胃药,疼痛难忍,呈痛苦面容。范师偶然经过,尝试用推拿治疗。

·专科检查· 中上腹部压痛(＋＋)。

·辅助检查· 无。

·中医诊断· 胃痛。

·西医诊断· 急性胃炎。

·推拿治法· 和胃理气,解痉止痛。

范师让患者仰卧,选择任脉上的上脘穴,用拇指指腹垂直向下按压,直至触摸到腹主动脉搏动,待触摸到3次腹主动脉搏动后,再取中脘、下脘穴依次按压,重复3遍。患者即刻感觉胃脘疼痛消失。

·按语·

急性胃脘痛多因胃脘部受凉或过食生冷食物等因素引起,《素问·举痛论》中有“寒气客于肠胃之间,膜原之下,血不得散,小络急引故痛,按之则血气散,故按之痛止”的描述。寒气客于胃脘经络,胃气受阻,运行不畅,不通则痛,同时胃气以降为顺。推拿治疗胃脘痛,应以和胃理气、调达气机为原则。中脘穴为“八会穴”之一,腑会中脘,又为胃之募穴,还是任脉与手太阳小肠经、足阳明胃经的交会穴,是治疗胃部疾患的要穴。上脘穴深部投影为肝下缘、胃幽门部上方胃小弯内侧,中脘穴深部

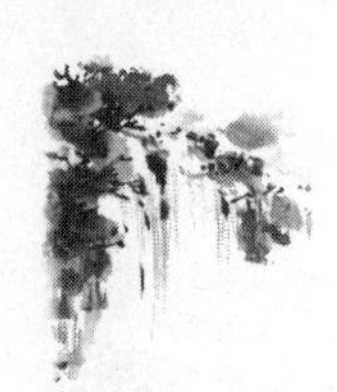

投影为胃幽门部，而下脘穴定位在脐区，其深部投影为横结肠和充盈时的胃大弯。西医认为，胃肠道平滑肌的功能是由副交感纤维来实现的。当迷走神经兴奋时，也即副交感（末梢分泌乙酰胆碱）神经兴奋，可使消化道平滑肌收缩、消化腺分泌增加等，从而引起胃肠蠕动加快、排空加速、肠鸣增强，甚至因平滑肌痉挛而引起胃痛、腹痛，还会出现恶心、呕吐等症状。

迷走神经在胃部有胃前支分支，分布于胃前壁和十二指肠上部，并有分支分布于幽门窦、幽门管、幽门及十二指肠上部，与胃的排空运动有密切关系。而任脉经上的上脘、中脘、下脘穴的深部投影为胃幽门部和胃大弯，刺激这些穴位时不仅有利于缓解胃脘部平滑肌的痉挛，而且能通过增加腹腔内压力，反射性抑制迷走神经兴奋，使幽门部平滑肌痉挛缓解或减轻。通过拇指点按中脘等穴位能温通腑气，升清降浊，从而达到通则不痛的治疗效果。

【相关穴位定位】

穴位示意图详见图63。

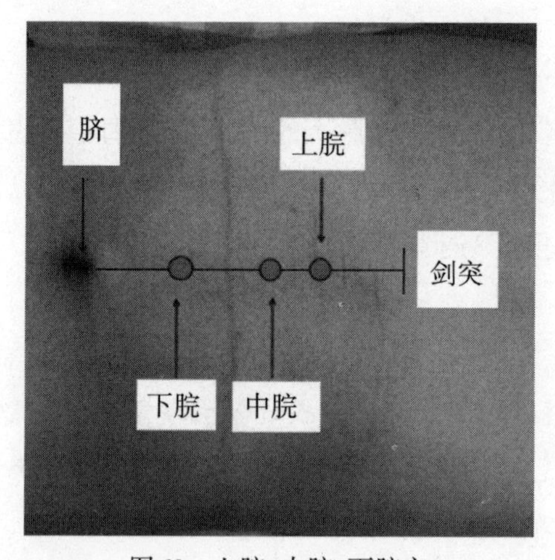

图63　上脘、中脘、下脘穴

上脘穴　位于上腹部，前正中线上，脐上5寸处。

中脘穴　前正中线上，脐上4寸，或脐与胸剑联合连线的中点。

下脘穴　在上腹部，前正中线上，当脐上2寸。

（十）胃脘痛案(二)

【病案】

·患者· 女,26岁,护士。

·初诊· 2006年7月。

·主诉· 胃痛反复发作3月余,加重2小时。

患者于3个月前突然感觉胃脘部拘急疼痛,面色苍白,冷汗淋漓,痛苦不堪,经急诊处理后,于杭州某医院消化内科进行住院治疗,住院诊断为:腹痛待查。经B超、胃镜、生化等一系列检查,均无明显异常发现,遂服用解痉类药物进行治疗20天,症状缓解出院,出院时诊断依然为腹痛待查。2个月前患者又突然发作类似的症状,至杭州另一医院消化内科住院治疗,依然查不出病因,又进行服用解痉类药物治疗20天后出院。今天正值该护士门诊值班,突然胃痛,冷汗淋漓,面色苍白,于是找范师会诊。

·专科检查· 腹软无明显压痛,胸椎无侧弯,胸腰椎活动尚可,触诊发现患者$T_{11\sim12}$胸椎棘突偏歪,左侧棘旁压痛(++),左侧脊旁肌肉痉挛,呈条索状。

·辅助检查· 无。

·中医诊断· 胃脘痛。

·证候诊断· 气滞血瘀。

·西医诊断· 胃痛,胸椎小关节错缝。

·推拿治法· 行气活血,理筋整复。

范师在患者$T_{7\sim12}$胸椎棘突旁仔细按压寻找压痛点,最终在第11至12胸椎左侧找到明显压痛点,嘱助手用轻柔的一指禅推法、㨰法等放松痛点及周围痉挛的肌肉,等肌肉痉挛和疼痛略缓解后,嘱患者起身取站立位,屈颈,双手于颈后十指相交抱住颈部,两肘内收置于胸前,全身放

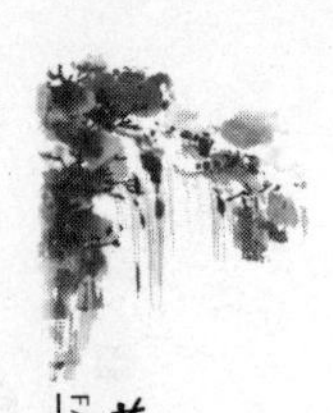

松。术者站其后方，用上胸部抵紧患者上背部，双手环绕固定患者两肘部，瞬间用力将患者提起，使患者两足跟离地，听到小关节"咯咯"的响声。术后患者即感胃部疼痛消除而愈。该患者治疗一次即愈，随访5年未复发。

·按语·

该案例胃痉挛疼痛反复发作3月余。范师分析，一般胃痛患者均有饮食失调史，但该患者不仅没有饮食失调史，而且胃镜检查亦无明显异常。那患者疼痛的原因何在？查体腹部无压痛，无结节和包块，和饮食亦无关。因此，范师认为这种疼痛和胃黏膜无明显关系，有可能和胃的蠕动及神经支配有关。由此范师想到背部脊柱两侧背俞穴上有脾俞、胃俞等穴位，可以健脾和胃止痛，就去脊柱两旁寻找阳性压痛点，果然在$T_{11\sim12}$附近找到了压痛点，而且伴有棘突偏歪。胸椎棘突排列呈叠瓦状，相对比较稳定，错位机会较少，但一旦有错位，纠正也比较困难。

范师从胸椎的形态和解剖出发，发现如果能给脊柱一个纵向的牵引力，使椎体间隙加大，由于椎体间关节囊内呈负压的关系，关节间位置会自动对位，恢复到相对正常的解剖位置关系，因此，范师应用了"抱颈提胸法"纠正中段胸椎错缝，经临床应用收到了良好效果。这也是范师"有症必有因"的临证思维过程体现，对临床具有普遍的指导意义和实用价值。

（十一）胃脘痛案(三)

【病案】

·患者· 男，49岁。

·初诊· 2007年5月。

·主诉· 胃痛反复发作10年。

患者于10年前出现慢性胃痛，经北京、上海多家医院专科检查，仅诊断为浅表性胃炎伴轻度糜烂。服用西药治疗数年，每年胃镜检查均无明显效果，自觉胃脘胀痛不舒，西医医生介绍去看中医吃中药，服用中药治疗6个月，亦无明显改善，遂到范师专家门诊求诊。患者神清，焦虑，自诉胃脘胀满不舒，反复嗳气，嗳气后胀满不减。舌淡红薄白，脉弦细。

·专科检查· 胸椎无侧弯，胸腰活动尚可。触诊其胸腰椎后发现，患者第11至12胸椎棘突左侧存在压痛(＋＋)。

·辅助检查· 无。

·中医诊断· 胃痛。

·证候诊断· 肝郁气滞。

·西医诊断· 浅表性胃炎伴轻度糜烂。

·推拿治法· 疏肝行气止痛。

（1）患者取俯卧位或侧卧位，术者在其背部脊柱两侧膀胱经循行线上寻找压痛敏感点，并做好标记，该患者压痛点位于第11至12胸椎左侧。

（2）患者取俯卧位或侧卧位，在其压痛敏感点做点压、按揉手法操作，操作手法宜较沉，以患者能忍受为度，连续刺激10分钟。

（3）患者取仰卧位，在患者胃脘部做顺时针方向的摩腹3分钟，手法宜轻，以患者感到舒适为宜。

（4）患者取仰卧位，用中度力量的按揉法作用于患者双侧足三里，

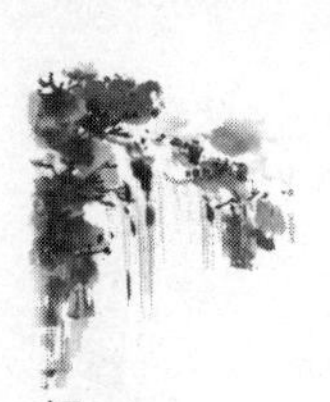

每穴1～2分钟，以患者有酸胀感为宜。

治疗结束后，患者感觉胃脘胀痛减轻。

3次治疗后，患者胃痛消失，病情康复。

·按语·

本案例患者胃痛10年，10年期间西医、中医求诊无数，病情均无明显改善。范师独辟蹊径，从脊柱角度思考患者病情，根据中医“有诸内者，必形诸外”的思考方式，在脊柱附近找到了阳性压痛点，通过推拿手法刺激该痛点，取得了满意疗效。胃肠道的神经支配均来源于脊柱，包括交感神经和副交感神经。交感神经从脊髓胸腰段侧角发出，经过神经节更换神经元后，节后纤维分布到胃肠各部分，当刺激$T_{9\sim12}$脊柱旁压痛点时，较重的手法刺激效应使交感神经兴奋，达到抑制胃肠蠕动而止痛的目的。同时，$T_{9\sim12}$胸椎节段也是肝俞、胆俞、脾俞、胃俞的位置，从经络俞穴能调整脏腑功能的角度来讲，也是解释得通的。

（十二）胸闷案

【病案】

·患者· 女，62岁。

·初诊· 2005年6月。

·主诉· 胸闷、憋气，不敢深呼吸1年半。

患者于1年半前因劳累后出现胸闷、憋气等症状，经休息后未明显缓解，以后多次发作，不仅感觉胸闷、憋气，而且伴有出虚汗、心悸、剑突下牵掣感，自觉背部抽掣痛，先后到县、市、省级多家医院心内科、消化科就诊，曾做过胸透、胸片、肺部CT、心电图、动态心电图、心电图平板运动试验、血生化等多种检查，均未发现明显异常，服用西药和中药治疗后，亦无明显效果，症状一直得不到控制，经人介绍来范师门诊就诊。当时患者以手捂胸，呼吸不顺畅，表情痛苦。

·专科检查· 胸椎无侧弯，胸腰活动尚可，触诊第5胸椎棘突向左侧偏歪，压痛明显，两侧脊旁肌肉痉挛，呈条索状，双肋下压痛不明显。

·辅助检查· 胸椎X线片显示：胸椎生理曲度存在，第5胸椎棘突向左偏歪。

·中医诊断· 胸痛、痹证。

·证候诊断· 气滞血瘀。

·西医诊断· 胸椎小关节错缝。

·推拿治法· 行气活血，理筋整复。

（1）用轻柔的㨰法、按揉法、指压法在背部脊柱两侧操作。

（2）待疼痛略缓解后，嘱患者起身取站立位，用抱颈提胸法（图64）纠正胸椎后关节。患者取立位，屈颈，双手于颈后手指相交抱住颈部，两肘内收置于胸前，全身放松。术者站其后方，用上胸部抵紧患者上背部，双手环绕固定患者两肘部，瞬间用力将患者提起，使患者两足跟离地，听

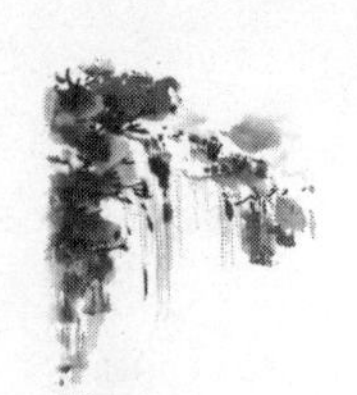

到小关节"咯咯"的响声。

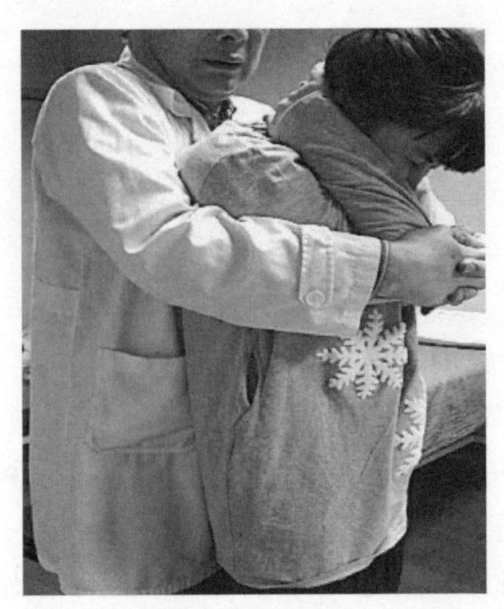

图64 抱颈提胸法

治疗结束后,患者顿感轻松,胸闷憋气感消失,还连声说:"我可以透气了,我可以透气了。"该症一次即愈,随访4年未复发。

·按语·

该患者胸闷,不敢深呼吸1年半。该患者1年半来做了各种检查都没有找到确切的病因,所采用的治疗都没有切中要害,因此治疗效果不明显。范师分析,一般情况下胸闷多和心肺功能有关,但该患者心、肺两脏器没有发现明显的器质性问题,既然如此,那胸闷自何而来?范师指出,这样的情况除了考虑器质性问题以外,神经功能紊乱也应考虑到。因为胸腔脏器的神经支配是从上段胸椎脊神经分支出来的,其中胸交感干神经节位于肋骨小头前方,沿肋骨小头下行,分布于胸壁的血管、汗腺、食管、气管、支气管并加入心丛和肺丛,而肋骨小头和胸椎组成的胸肋关节容易因胸椎转动动作而产生细微的错缝,牵拉刺激胸交感神经干而产生胸闷、呼吸不顺畅等交感神经症状;6对肋间神经分布在胸壁上,支配着胸背部的肋间肌,和胸廓的呼吸运动相关。因此,在心胸部位产生的症状,排除了局部的脏器病变之外,还要考虑胸椎是否有问题。

基于上述认识和分析,范师考虑从上段胸椎寻找病因。通过触诊首先发现第5胸椎小关节有棘突偏歪现象，棘突旁也有压痛存在，同时在胸椎X片上也发现有第5胸椎棘突向左偏歪的情况。把这些现象联系起来分析胸闷症状，其因何在？在于胸椎。胸椎出了什么问题？是胸椎错缝。错缝的表现是什么？表现为压痛和棘突偏歪。这样一来，因果分析顺理成章，这说明外在的表现，必定有其内在的病因。此案例治疗成功的关键就在于成功纠正了胸椎的小关节错缝。

诊断明确后范师采用了抱颈提胸法，"抱颈"是为了增加胸椎后凸曲度，使胸椎小关节后方打开；"提胸"产生的瞬间向上的力，纵向牵拉了胸椎，使紊乱的胸椎小关节及其周围组织在关节囊负压的作用下重新恢复其正常的应力分布，胸椎关节自动复位。一旦整复成功，即可明显改善胸闷症状，这从疗效方面说明了治疗方法的正确性，同时也证实了范师从诊断到治疗的思路是正确的。

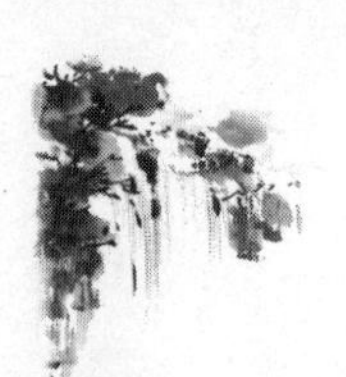

附　脊椎节段定位诊断

按交感神经节段、所处脊椎节段及所支配脏器的规律，对有内脏、器官功能性症状的，可进行脊椎节段定位诊断。一般规律如下表：

功能紊乱脏器	相应受累脊髓节段	治疗部位
心	C_7～T_3	$T_{1\sim5}$
支气管、肺	C_7～T_3	$T_{1\sim5}$
胃、胆、肝、胰	$T_{4\sim7}$	$T_{6\sim9}$
小肠	$T_{8\sim9}$	$T_{10\sim12}$
结肠	$T_{8\sim11}$	T_{10}～L_3
肾	$T_{4\sim7}$	$T_{6\sim9}$
输尿管	$T_{8\sim11}$	T_{10}～L_3
直肠、膀胱、子宫	$T_{10\sim11}$，L_1	$L_{1\sim3}$，S_2

（十三）肋间神经痛案

【病案】

·患者· 女,55岁。

·初诊· 2011年5月。

·主诉· 右侧肋间放射牵掣痛1月余。

患者于1个月前因右侧肋间放射牵掣痛,曾在某院内科就诊,经B超检查肝胆未见异常,转皮肤科,皮肤科诊断为带状疱疹,予以口服阿昔洛韦、肌注聚肌胞治疗,1周后未见好转,也未见疱疹出现,到皮肤科复诊询问,医生解释为隐匿型带状疱疹,继续治疗1个月仍未见好转,也未见疱疹出现,偶然机会遇到范师询问此症。

·专科检查· 右侧肋间胸椎无侧弯,胸腰活动尚可,触诊其右侧胁肋,发现沿第7肋骨下缘有压痛,且患者第7胸椎棘突偏歪,右侧棘旁压痛(＋＋),疼痛沿肋间向胸前放射,与其疼痛部位相吻合。

·辅助检查· 无。

·中医诊断· 痹证。

·证候诊断· 气滞血瘀。

·西医诊断· 胸椎小关节错缝。

·推拿治法· 行气活血,理筋整复。

（1）用轻柔的㨰法、按揉法在背部脊柱两侧操作。

（2）等疼痛略缓解后嘱患者取站立位,用抱颈提胸法纠正胸椎后关节。患者取立位,屈颈,双手于颈后相扣交抱住颈部,两肘内收置于胸前,全身放松。术者站其后方,用上胸部抵紧患者上背部,双手环绕固定患者两肘部,瞬间用力将患者提起,使患者两足跟离地,听到小关节“咯咯”的响声。

患者右侧胁肋疼痛立即消失。一次即愈,随访5年未复发。

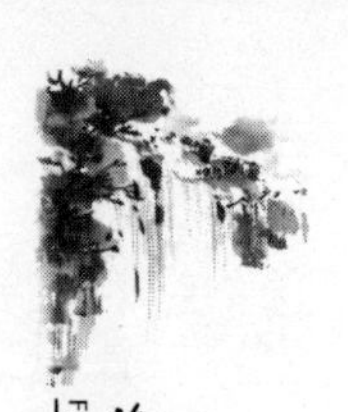

·按语·

该患者之前之所以会被诊断为带状疱疹，就是凭借肋间神经痛这一症状。肋间神经痛多见于疱疹病毒感染脊神经后，神经功能受损而留下的后遗症。对于患者“为何带状疱疹没有疱疹”这一疑问，接诊者并没有进行深入思考，没有考虑除了带状疱疹以外的其他病因，只是粗略地给患者打上了“隐匿型疱疹”的诊断。范师询问病史后，对患者之前“隐匿型带状疱疹”的诊断产生了怀疑。皮肤科临床上有不典型带状疱疹——顿挫型带状疱疹的诊断，此型不出现皮损，仅有神经痛。但该患者这样的神经痛确定是带状疱疹引起的吗？还是没有考虑到脊柱病因的存在？由于该患者只有第7胸椎棘突偏歪，棘突右侧压痛明显，其他方面的检查均无明显异常，因此范师将这一查体发现作为主要诊断依据，诊断为第7胸椎小关节错缝。

明确诊断后，范师采用抱颈提胸法治疗1次，患者右侧胁肋疼痛立即消失，疗效奇佳。范师告诫我们，任何诊断都要符合“症因相关”的逻辑思维，下任何诊断都要实事求是，符合逻辑，而治疗则要遵循“治因为先”的原则。

对于一些不明原因的内科症状，范师经常尝试从脊柱上查找病因。脊神经胸段前支分布于躯干前外侧，上6对肋间神经只分布于胸壁，下6对肋间神经则越过肋弓进入腹壁，分布于胸腹壁；后支按节段支配背部的肌肉及皮肤感觉。胸椎小关节错缝后刺激、压迫脊神经可引起相应分布区域感觉异常的临床表现。在治疗上，范师主张“有错必纠”，即当胸椎小关节出现错缝时，使用整复手法将错缝的小关节进行整复，以消除由于胸椎小关节错缝对相应脊神经造成的刺激。以往胸椎的小关节错缝的整复多用坐位膝顶法或俯卧位整复法，这种手法多针对胸椎向后错位的情况。但如果胸椎前倾或左右侧偏，则不宜用坐位膝顶法整复，而且坐位膝顶法对中段胸椎整复效果差，整复的作用力到不了中段胸椎的部位。运用抱颈提胸法则有利于中段胸椎的整复，如能熟练掌握，对临床有很大帮助。

杂病篇

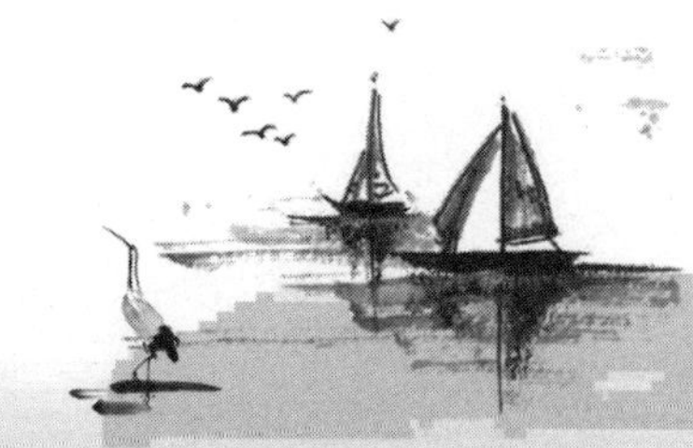

(一)颞下颌关节炎案

【病案】

·患者· 女,50岁,教师。

·初诊· 2008年5月,患者焦虑烦躁。

·主诉· 右颞下颌关节疼痛6月余。

患者6个月前自觉右颞下颌关节疼痛难忍,咀嚼时有关节弹响音,下颌运动受限,辗转各大医院检查治疗均未见好转。某次参加范师的授课,抱着试一试的态度请范师诊治。

·专科检查· 颞下颌关节部有明显压痛(++),局部肿胀。张口运动受限,咀嚼功能受限并存在关节弹响音。

·辅助检查· 经X片与CT检查显示无特殊变化。

·中医诊断· 颊车骱伤筋、弹响颌。

·西医诊断· 颞下颌关节紊乱综合征。

·推拿治法· 舒筋活血,消肿止痛。

范师用一指禅偏峰推法、按揉法在下关穴操作,至局部麻木、透热,并用鱼际揉法在颞下颌关节部位操作,时间约15分钟。患者当场即觉异样感减轻,范师嘱其回去后改变单侧咀嚼习惯,每天用右手食指按揉下关穴。1周后患者再次前来听课,告诉范师已经完全恢复了。

·按语·

颞下颌关节紊乱综合征是口腔颌面部最常见的疾病,主要表现为关节区疼痛、运动时关节弹响、下颌关节运动功能障碍等。该患者是典型的颞下颌关节炎,临床上对其没有特别行之有效的方法。长期慢性的炎症可对患者造成极大的心理负担,甚至出现焦虑抑郁的倾向。范师按照中医"经络所过,主治所及"原则,选择足阳明胃经上的下关穴重点治

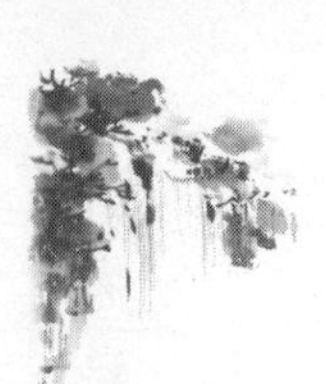

疗。下关穴(图65)位于面部耳前方,当颧弓与下颌切迹所形成的凹陷中,张口时隆起,闭口取穴,该穴位的作用在中医古籍中早有阐述,如《针灸甲乙经》云:"失欠,下齿龋,下齿痛,颊肿,下关主之。"《铜人腧穴针灸图经》对下关穴主治的描述为:"疗聍耳,耳有脓汁出,牙车脱臼。"通过对下关穴的局部重点治疗,能提高患者的痛阈或耐痛阈,暂时缓解疼痛;同时能够充分调整神经、肌肉兴奋和抑制的平衡,加速病灶区的血氧供应及缺血水肿的缓解,促进炎症代谢产物的吸收,缓解颞下颌关节囊痉挛和肿胀,从而改善关节周围各肌肉、韧带间的协调运动,恢复其正常生理功能。患者经过指导后进行了自我推拿1周,即告痊愈,临床疗效稳定而持久,操作简单无副作用,患者随治随走,极大地减轻了患者的心理和经济负担,这充分显示了中医推拿的简便性、实用性。

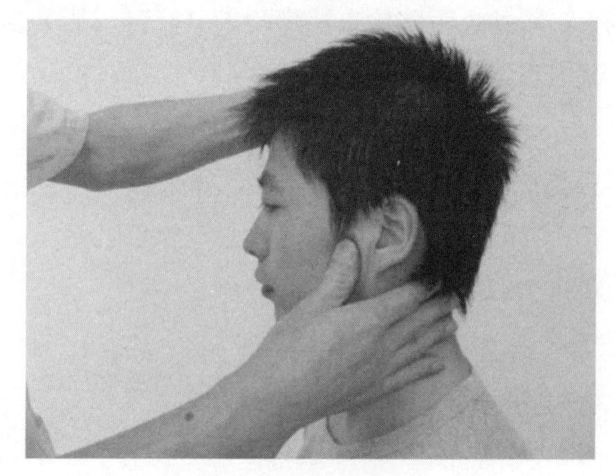

图65　按揉下关穴

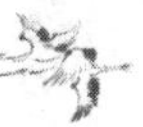

（二）肘关节骨折愈后活动障碍案

【病案】

·患者· 男，35岁。

·初诊· 2008年5月。

·主诉· 左肘关节活动不利半年余。

患者9个月前不慎跌仆，倒地后左手掌着地，左肘关节剧痛，急诊X线诊断为左肱骨外髁骨折。经手法复位，夹板固定治疗1月余后好转，3个月后经某院骨科X线复查后示骨折已愈合，对位对线良好。现患者左肘屈伸不利，关节活动功能障碍，影响工作和生活，故特来杭州求医，到范师门诊就诊。

·专科检查· 左肘外形正常，肘后三角存在，呈等边三角，伸直位与屈曲位均受限，活动范围30°～60°，左手肌力正常。

·辅助检查· 左肘关节X平片显示肱骨外髁一线状骨质密度增高影，关节间隙整齐清晰，无骨质破坏。

·中医诊断· 骨折后半年。

·证候诊断· 气滞血瘀，肝肾不足型。

·西医诊断· 左肘关节创伤性关节炎。

·推拿治法· 行气活血，理筋整复。

肘关节杠杆扳法：

（1）患者取坐位，于患者左肘关节肌肉痉挛处做一指禅推法和弹拨法，放松局部紧张的肌肉，消除疼痛。

（2）左臂放松，掌心向上置于治疗台上。术者与其相对而坐，以一手之前臂置于患者左臂肘弯部，另一手握住其腕关节背侧，使肘关节屈曲并向下推按，置于肘弯部之前臂同时向外做对抗牵拉，使肘关节内松动。动作要稳实，以患者能忍受为宜(图66)。

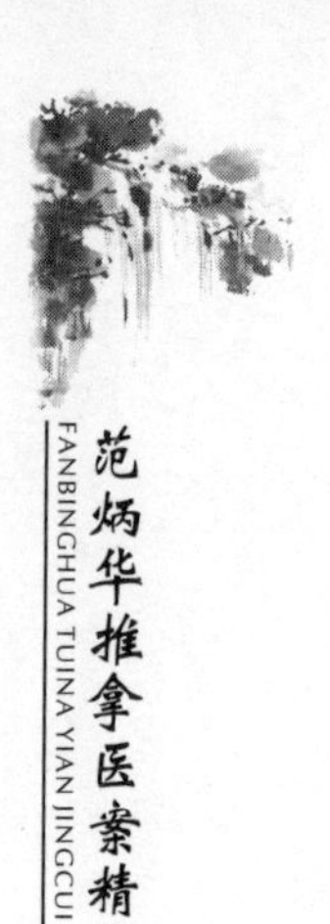

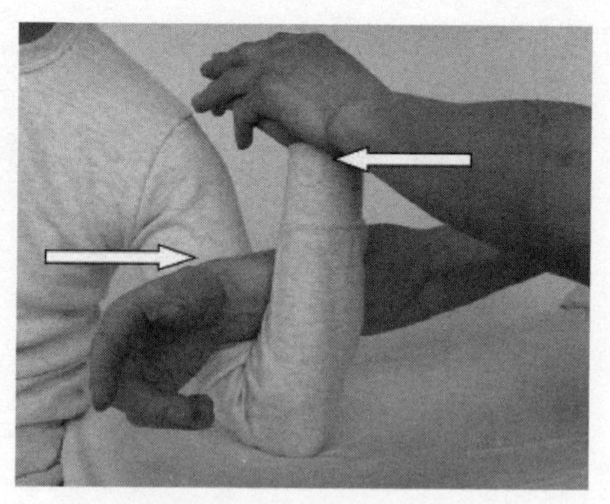

图66 肘关节杠杆扳法

(3) 在患者左肘关节进行擦法,以透热为度。

治疗结束后,患者感觉肘关节很轻松,自己尝试了一下屈伸运动,活动范围增加明显。范师嘱其治疗期间要克服心理障碍,进行肘关节功能训练。3次治疗后,患者肘关节活动范围基本正常。

·按语·

该案例骨折后肘部制动,夹板固定1个月,关节制动之后,关节囊、关节周围的韧带和相关的肌肉、肌腱没有了正常的牵拉伸展。这使得关节周围纤维组织基质中的化学成分发生改变,组织的弹性下降,同时降低了纤维之间的润滑作用。纤维之间的距离缩小,造成纤维之间粘连,更加妨碍了纤维之间的滑动和在应力之下正常的拉长变形,于是就产生了粘连和挛缩。关节韧带的粘连和相关组织的挛缩是不会随着时间的推移而改善的,反而是时间拖得越久就越严重。患者拆除夹板后,由于害怕疼痛而没有进行功能锻炼,更导致关节囊、肌腱、韧带的粘连持续,难以恢复,由此产生关节功能障碍,关节活动范围变小或消失。现患者前臂活动范围不超过60°,影像表现为肱骨外上髁线状骨质密度增高,肌肉起止点局部压痛。范师发现其痛点集中在韧带附着点周围(即粘连炎症部位),即利用物理学杠杆原理,以置于肘关节附近的医者的前臂为支点,将患者前臂下压以牵拉肘关节囊,使得关节囊粘连得到松解,促使关节囊松动,从而增加了关节活动范围,使关节功能得到恢复。

（三）腘肌损伤案

【病案】

·患者· 女,22岁。

·初诊· 1982年6月。

·主诉· 低头时右腘窝牵掣痛2年。

患者2年前出现低头时右腘窝牵掣痛,于杭州某医院骨科就诊,做腰椎CT检查,发现无明显腰椎间盘突出,又做了颈椎CT,无明显颈椎间盘突出。经过3个月的颈椎、腰椎治疗后,没有任何改善。患者放弃治疗,只能平常注意避免低头动作。一次偶然的机会,患者男友在浙江省运动损伤班上听范师讲课时提到腘肌损伤,说有一个典型症状为站立时屈颈,患侧腘窝会有明显牵掣感,想到女朋友的病症,于是带着患者来范师门诊就诊。

·专科检查· 膝关节外形正常,无肿胀,腘窝部轻微肿胀,于腘窝中央触及一条硬块,即痉挛的腘肌,且腘肌压痛明显(＋＋)。

·辅助检查· 无。

·中医诊断· 痹证。

·证候诊断· 气滞血瘀。

·西医诊断· 腘肌损伤。

·推拿治法· 行气活血,解痉通络。

(1) 患者取俯卧位,用轻柔的掌揉法、㨰法在右腿腘窝部、小腿后部交替操作,来缓解腘肌痉挛。

(2) 将患者右腿屈膝45°,用拇指拨揉腘肌,重点拨揉腘肌的起止点,对痉挛的肌腹可配合用弹拨法操作,手法宜深沉缓和。

(3) 沿腘肌自腘窝向股骨外上髁、腓肠肌至腘窝施以掌擦法,以透热为度。

治疗结束后3分钟，患者低头试了一下，发现腘窝牵掣痛完全消失。该症一次即愈，随访4年未复发。

·按语·

该案例低头时右腘窝牵掣痛2年余，曾一度放弃治疗，一次偶然机会来范师门诊就诊。范师询问病情，并进行专科检查之后，认为病因应该是由腘肌损伤引起，于是向患者了解以前是否有长时间的以右腿为支点做旋转的动作，不小心扭伤过。患者恍然大悟，她是学幼儿师范的，16岁时开始学习跳舞，练舞蹈时就是以右腿为支点做旋转的。至于是否损伤过，患者说记不清楚了，但肯定是有过扭伤的，只是当时没在意而已。范师说，这就对了，这才是真正的病因。通过1次局部弹拨推拿治疗后，患者基本痊愈。

范师临证，善于还原损伤现场，旨在找出病因，每每应验，患者拍手叫绝。腘肌为腘窝部的短小肌肉，起于股骨外上髁，向内斜行腘窝止于胫骨近段后面，起到屈小腿、内旋小腿的作用。该患者由于经常以右腿为支点做旋转动作，不慎扭伤即导致腘肌损伤。因腘肌短小，位于腘窝中央，其损伤往往不引起注意，易被误诊和漏诊。范师常告诫，临证时一定要找准病因，辨别损伤是来自局部还是从其他地方传导而来。该病例查体时发现痛点在腘窝，若诊断为腰椎间盘突出症，均找不到有说服力的影像学和其他阳性体征作为证据，因此诊断为局部损伤。同时，范师指出，由于腘肌短小，在推拿治疗中，手法宜轻柔缓和，不宜过重，以免导致二次损伤。

【腘肌】

腘肌斜位于腘窝底，起自股骨外侧髁的外侧面上缘，移行为肌腱后穿过腘肌腱裂孔，止于胫骨的比目肌线以上的骨面(胫骨后侧的三角区域)。受胫神经(L_4～S_2)支配，其作用为屈膝关节并使小腿旋内。下坡奔跑以及过度内旋时可以增加股骨前向位移，并增加肌、肌腱的应力。

（四）股内收肌损伤案

【病案】

·患者· 男，50岁。

·初诊· 2000年6月，患者步履异常，在家属搀扶下来门诊。

·主诉· 左大腿腹股沟疼痛1月余。

患者于1月前出现左大腿腹股沟疼痛、僵硬，脚尖不敢着地，不能正常走路，下蹲时疼痛加剧。于杭州某医院骨伤科就诊，骨盆、腰椎X片示无明显骨性病变，腰椎CT示腰椎间盘膨出，诊断为腰椎间盘突出症，采用药物、理疗等手段进行治疗，但无明显效果，遂来范师专家门诊就诊。

·专科检查· 胸腰椎无侧弯，胸腰活动尚可，触诊脊旁两侧肌肉均匀饱满，胸腰段无明显压痛，骶髂关节无压痛，腹股沟压痛明显（++），内收肌附着处触及条索状肌痉挛，双直腿抬高正常，跟臀试验阴性，左“4”字试验阳性，内收肌阻抗试验阳性，屈髋屈膝试验阳性。

·辅助检查· 无。

·中医诊断· 痹证。

·证候诊断· 气滞血瘀。

·西医诊断· 股内收肌损伤。

·推拿治法· 行气活血，解痉通络。

股内收肌群推法：

（1）患者取仰卧位，左腿呈屈膝略外旋位，在患者大腿内侧用㨰法、按揉法上下往返治疗（图67），待肌肉痉挛缓解后，用拇指在内收肌附着处做重点按揉，手法宜轻柔缓和。

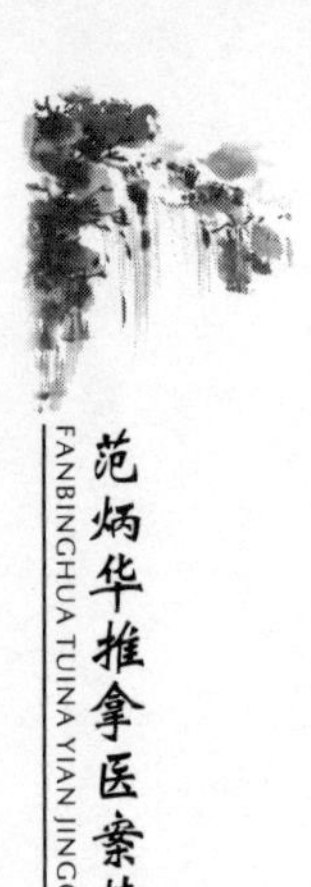

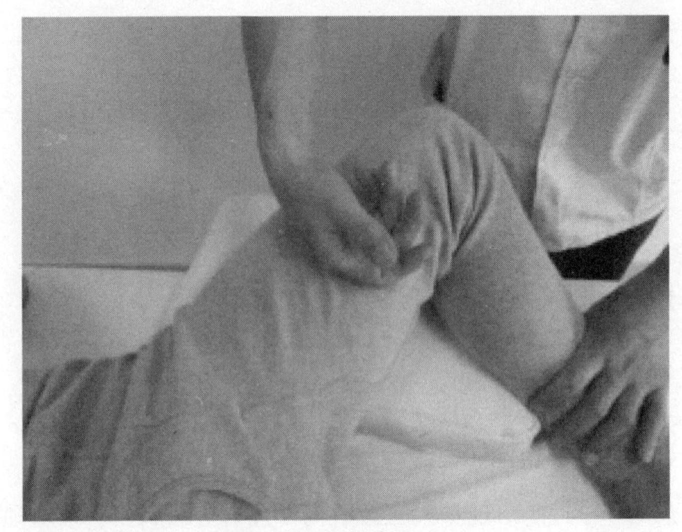

图67　股内收肌群推法

（2）沿内收肌做轻柔的拿法与弹拨法交替操作。

（3）左腿呈屈膝屈髋分腿位，足踝置于右腿膝盖上部，用㨰法在患者大腿内侧肌群进行治疗，边㨰边按压左腿膝部，一按一松，使之逐渐完成“4”字动作。

（4）左腿外展，沿内收肌肌纤维方向施以擦法，以透热为度。

治疗结束后，患者感觉腹股沟处疼痛大为减轻，不再感觉僵硬，脚尖敢着地了，可以自己独立正常行走。经3次治疗后，患者基本痊愈，随访3年未复发。

·按语·

该案例腹股沟处疼痛1月余，因治疗效果欠佳，来范师门诊就诊。范师询问病史并检查后发现，患者坐骨神经走行经过的肢体无明显麻木疼痛的症状，故考虑其病因不是腰椎间盘突出。继续追问病史：1个月前是否有过左腿的快速内收或是过度的牵拉动作，患者回忆后诉，1个月前在云南开会，路上左脚滑了一下，差点滑倒，左腿本能地快速内收以保持身体平衡不致跌倒，后左腿腹股沟即开始出现疼痛。范师指出这才是真正的病因。于是明确诊断为股内收肌损伤，经过3次局部推拿治疗后，患者基本痊愈。

股内收肌群包括耻骨肌、股薄肌、长收肌、短收肌和大收肌，分别起于耻骨、闭孔下缘和坐骨结节，除股薄肌止于胫骨粗隆内下方外，其余肌肉均止于股骨粗线，其功能是使大腿内收、略带外旋。该患者症状是由于左大腿过度内收用力损伤导致，而不是腰椎间盘突出引起的，诊断时应加以区别。在治疗上，由于明确损伤位置是在大腿内侧，那么治疗重点也就围绕大腿内侧的股内收肌展开。操作时的要点在于：使患肢呈屈膝略外旋体位，使内收肌紧张度降低，以便于推拿操作；同时该体位也有利于手法效能的累积和深入渗透，以充分消除局部炎症和水肿，加快新陈代谢，使损伤组织恢复。

（五）胫骨骨膜炎案

【病案】

·患者· 男，58岁。

·初诊· 2014年8月。

·主诉· 左小腿内侧肿胀、疼痛伴活动受限近6个月，加重1周。

患者6个月前自觉左小腿内侧出现不明原因的进行性肿胀，皮肤感觉下降，按之胀痛，遂去杭城一市级医院神经内科就诊，行左下肢血流图检查示：左下肢血流图正常；血生化示：总胆固醇↑6.56mmol/L，载脂蛋白B↑1.62g/L，低密度脂蛋白胆固醇↑4.30mmol/L。诊断为高脂血症，采用扶他林软膏外用涂擦治疗，并遵医嘱减少活动。5日后，左下肢内侧胀痛未见好转，后到上述医院骨科就诊，行腰椎MRI平扫检查示：①腰椎退变；②$L_{2\sim3}$、$L_{3\sim4}$、$L_{4\sim5}$腰椎间盘膨出。遂行腰椎和下肢物理治疗2周，效果不明显。经亲属介绍来范师门诊就诊。

·专科检查· 左下肢内侧肿胀明显，内踝上3～10cm处压痛明显，皮肤感觉下降，肤温比右侧略高，肤色较红，左下肢跟臀试验、直腿抬高试验、“4”字试验均阴性，两侧拇趾屈伸肌力无差别。

·辅助检查· 腰椎MRI平扫检查示：①腰椎退变；②$L_{2\sim3}$、$L_{3\sim4}$、$L_{4\sim5}$腰椎间盘膨出。左下肢血流图检查示：左下肢血流图正常。血生化示：总胆固醇↑6.56mmol/L，载脂蛋白B↑1.62g/L，低密度脂蛋白胆固醇↑4.30mmol/L。

·中医诊断· 筋伤。

·西医诊断· 左下肢胫骨骨膜炎。

·推拿治法· 舒筋解痉，活血通络。

范师随即针对肿胀部位使用一指禅推法、按揉法、滚法等，并配合自制“三辛椒膏”膏摩操作。隔日复诊，患者左下肢内侧肿胀，疼痛减轻，续前法治疗，并配合脾经的三阴交、地机、阴陵泉等穴位点按（图68）。再一日复诊时，患者左下肢肿胀、疼痛已完全消失。

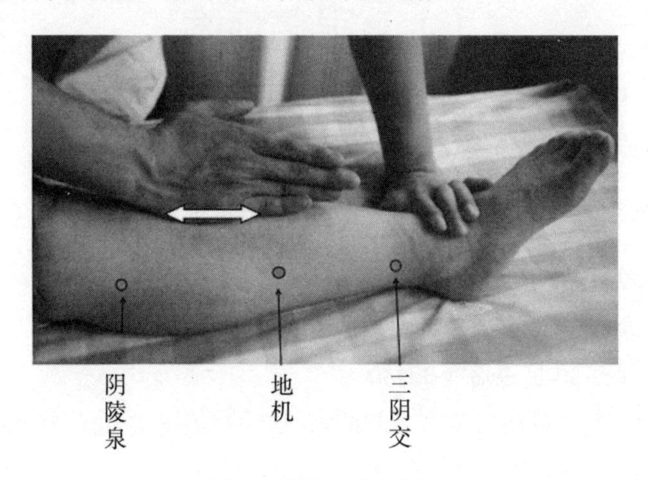

图68　胫骨骨膜炎擦法

·按语·

范师认为“有症必有因，无因不成症”，凡症皆由因所致。他临证时十分注重病因诊断，力求症因相关。该患者因有下肢疼痛、肿胀的症状，结合影像学诊断，遂被诊断为腰椎间盘突出症。但范师结合仔细的体格检查发现，患者左下肢跟臀试验、直腿抬高试验、“4”字试验均阴性，两侧拇趾屈伸肌力无差别，认为该患者的症状与腰椎间盘突出并无因果关系。而患者高血脂的身体状况，在没有诱因的情况下，也不会影响下肢而出现疼痛症状。既然已排除了间接相关的致病因素，那么就应该考虑患处的局部因素。患者左下肢肿胀，肤温比右侧略高，肤色较红，按之即痛，不按不痛，这是炎症存在的四大表现——红、肿、热、痛。而胫骨内侧少有肌肉附着，范师认为这些症状是附着在胫骨表面的骨膜产生炎症反应所致。既已明确病因，治疗当以治因为先。按照传统中医“实则泻之”的治疗原则，采用轻快、柔和的一指禅推法、按揉法、擦法等手法重点治疗肿胀部位。“经络所过，主治所及”，通过对患侧脾经的三阴交、地机、阴陵泉等穴位的点按，配合自制的“三辛椒膏”膏摩操作能温通经脉，活血止痛，加快新陈代谢，促进炎性物质的吸收，果然效果显著。

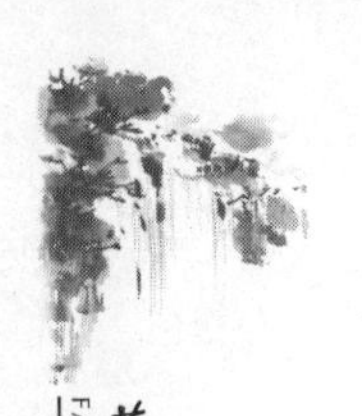

（六）跟痛症案

【病案】

·患者· 男，55岁。

·初诊· 2002年6月。

·主诉· 右足跟疼痛3月余。

患者于3个月前自觉右足跟酸痛，运动后加重，休息后症状减轻，后又逐渐加重，发展为走路时仅能脚尖着地，脚跟不敢着地，行走困难，无法运动。于杭州某医院骨伤科就诊，拍摄足部X片示跟骨无骨折，跟骨结节部有骨刺形成。医生建议手术剔除跟骨骨刺，但患者拒绝，遂住院保守治疗。经过理疗、药物等治疗后，无明显好转，遂转来范师门诊就诊。就诊时患者步履异常，右脚尖着地，诉足跟疼痛。

·专科检查· 双足外形无异常，右足跟部轻微肿胀，右足底跟骨基底结节处触及骨性隆起，并有明显压痛（＋＋）。

·辅助检查· 足部X片示跟骨无骨折，跟骨结节部有骨刺形成。

·中医诊断· 痹证。

·证候诊断· 气滞血瘀。

·西医诊断· 跟痛症。

·推拿治法· 行气活血，消肿止痛。

跟痛症叩击法：

（1）患者取俯卧位，用掌推法自右足跟底部至足心往返治疗，并与㨰法、按揉法交替使用，手法宜深沉缓和。

（2）用拇指重点按揉足底跟骨结节部，以深层有温热感为佳。

（3）嘱患者右足屈膝90°，足底朝上，然后一手握住患者右足跖部使足背屈以固定踝关节，另一手持敲击锤，对准骨刺部位敲击，要求用腕力敲击，如蜻蜓点水状，频率要快，有节奏感，不能用蛮力。以被敲击部位有麻木感为宜(图69)。

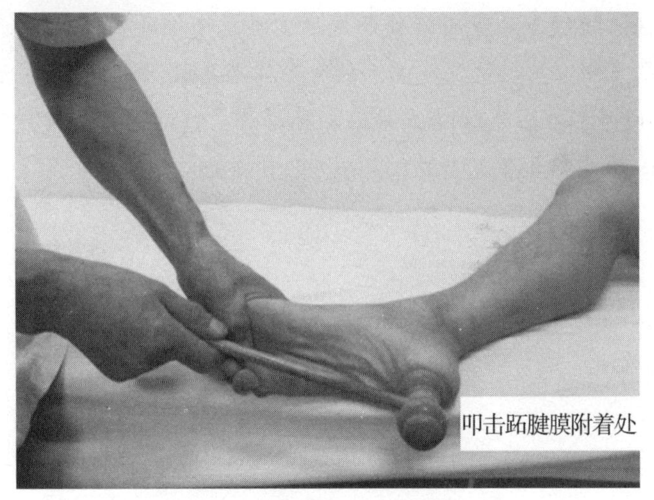

图69 跟骨骨质增生敲击法

(4) 敲击完毕后,自右足跟底部沿跖腱膜方向施以擦法,以透热为度。

治疗结束后,患者感觉右足跟部疼痛减轻。经过5次治疗后,患者基本痊愈。

·按语·

该案例右足跟疼痛1月余,因保守治疗无效,来范师门诊就诊。范师经过专科检查后分析:引起跟痛症的主要病因在于跖腱膜或跟腱附着处的慢性炎症。由于足底筋膜在跟骨附着处的过度牵拉刺激,使跟骨附着点逐渐出现细小的撕裂,导致局部炎症、水肿,日久出现钙化性结节,炎症水肿时期患者可因足底疼痛而行走困难,但这种疼痛的产生不是由骨刺直接产生的,而是由软组织的炎症刺激引起的。由于软组织是不显影的,医生在X片上能发现的异常就是跟骨骨刺,因此往往误认为疼痛是由骨刺引起,而要求患者手术去除骨刺。但患者疼痛及行走障碍的原因在于跖腱膜跟骨附着处的慢性炎症,以及长期炎症后产生的粘连,而不是骨刺本身。找准这个病因后,推拿治疗完全可以起到很好的效果。我们用手法在骨刺部位做轻柔的推揉和敲击,用以消散炎症,松解粘连而缓解疼痛。

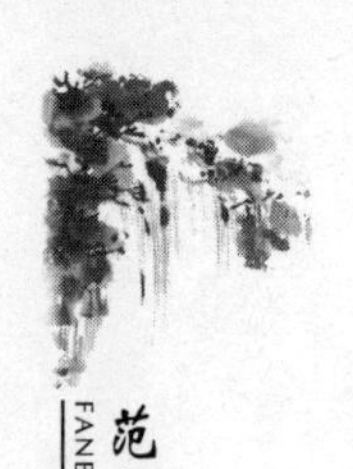

范师认为，足跟部疼痛伴骨刺的患者，并不一定需要手术来治疗，而是要抓住跖腱膜或跟腱附着处的慢性炎症这个主要病因来进行手法治疗。该患者回家后继续用盛满水的瓶子叩击足跟，模拟推拿手法中的按法和揉法，1个月后其疼痛逐渐消失并痊愈。这一简单而实用的方法，对不方便行走的患者在家里自我治疗很有帮助。

（七）腓肠肌血肿案

【病案】

·患者· 男,25岁。

·初诊· 1983年6月。

·主诉· 左小腿腓肠肌血肿5月余。

患者于5个月前在打篮球时,左小腿腓肠肌被撞伤,撞伤后腓肠肌肿大、疼痛,脚跟不能着地,无法走路,于杭州某医院骨伤科就诊,腿部X片显示无骨质变化,诊断为腓肠肌损伤,建议休养。但是5个月后患者小腿腓肠肌处肿块仍未消除,疼痛无减轻,无法走路,于是寻求中医推拿,遂来范师门诊就诊。就诊当天患者坐在轮椅上,由家属陪同前来门诊。

·专科检查· 膝关节外形正常,小腿腓肠肌明显肿大,其肿大核心区域有鸭蛋大小肿块,按之柔软可动。

·辅助检查· 小腿肿胀区B超可见柔软暗区。

·中医诊断· 痹证。

·证候诊断· 瘀血阻滞。

·西医诊断· 腓肠肌血肿。

·推拿治法· 行气活血,解痉通络。

范师先建议患者做引流,但患者拒绝,于是采用推拿治疗。范师先在左小腿腓肠肌血肿周围施以轻柔的按揉法和拿法,并在血肿处施以沉稳的指压法,促进血肿的吸收,经过4次治疗无明显改善。第5次治疗时,在血肿处做指压法时,血肿在皮下破开,瘀血自破口渗入皮下。本次治疗结束后,患者感觉腓肠肌疼痛消失,脚跟可以着地,可以慢慢地走动了。此次治疗后,患者在家休养数天,待腓肠肌血肿处痊愈后,行动完全恢复正常。

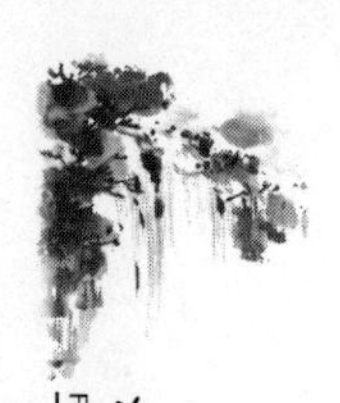

·按语·

该案例腓肠肌血肿5个月，因在家休养，血肿没有被吸收，症状没有任何缓解。范师询问病情，并根据专科检查结果认为：该患者的疼痛属张力性疼痛，由于腓肠肌血肿里的瘀血至今没有被吸收，这些未被吸收的瘀血导致腓肠肌肿胀，软组织张力上升，牵拉或压迫刺激痛觉感受器引起疼痛。所以本病的病因就是血肿导致的腓肠肌张力上升。根据"治因为先"的原则，范师建议患者进行引流，但被患者拒绝，故采用指压法进行治疗。在第5次治疗时，血肿被压破，瘀血流出，患者疼痛即减轻，休养数天而愈。以往对于肿胀类的损伤，我们主张以轻柔缓和的手法来促进炎症和水肿的吸收，以免产生二次损伤。但是对于这样的张力性疼痛，应该想办法将产生张力的液体引流掉，这个时候就需要采用所谓"不破不立"的治疗原则。

该案例反映了范师诊治疾病时不拘泥于常规，思路灵活多变的特点；对不同情况采取针对性的治疗方案，有的放矢，疗效大增。

（八）旋转肘案

【病案】

·患者· 女,29岁。

·初诊· 2011年11月。

·主诉· 左肘关节疼痛3月余。

自述左上臂撞伤后,左肘关节疼痛3月余。曾于某医院骨伤科就诊,经X线摄片检查,排除骨折、脱位的情况。现左肘近肱骨外上髁处有压痛,诊断为肱骨外上髁炎,经理疗、膏药外敷治疗3个月后,无明显好转。经人介绍来范师专家门诊就诊。

·专科检查· 患者左肘外形无异常,前臂肌肉无萎缩。触诊患者肱骨外上髁处无明显压痛,左肱桡关节尺侧压痛明显,前臂旋转时疼痛加重。

·辅助检查· 无。

·中医诊断· 痹证。

·证候诊断· 气滞血瘀。

·西医诊断· 旋转肘(桡尺近侧)关节损伤。

·推拿治法· 行气活血,理筋整复。

(1) 患者取坐位,患肘置于治疗床上,在损伤压痛部位涂上介质,用按揉法治疗。不同的部位采用不同的作用力方向操作。

1) 肱桡关节型:手法作用部位在肘外侧肱桡关节处,手法作用力垂直向下。

2) 桡尺近侧关节背侧型:手法作用部位在肘背侧桡尺近侧关节处(环状韧带起始部),手法作用力方向由背侧向掌侧横向操作。

3) 桡尺近侧关节掌侧型:手法作用部位在肘掌侧桡尺近侧关节处(环状韧带止点部),手法作用力方向由掌侧向背侧横向操作。

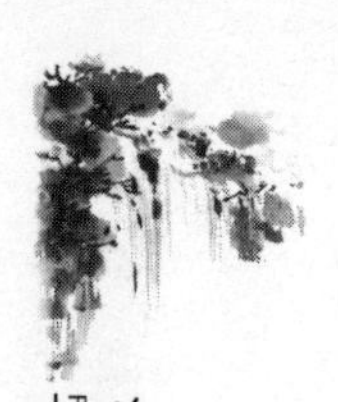

手法先轻柔后渐重，以局部酸胀感及患者能耐受为限。

(2) 术者用一手拇指按压患者肘外侧肱桡关节处，另一手握住患者前臂做向内、向外的旋转运动，使旋转扭力作用于按压部位，以局部有明显酸胀感为度。旋转8～10次。

(3) 在桡尺近侧关节涂上三辛椒膏，用擦法治疗，以透热为度。

患者经1次治疗后，即感觉左肘关节疼痛减轻，经6次治疗后基本康复。随访3年未复发。

·按语·

本案例左肘关节处因外伤导致疼痛3月余，按网球肘治疗后，收效甚微。范师根据患者症状描述，以触诊患者左肱桡关节压痛为依据，发现痛点并不仅存在于网球肘好发的痛点位置——肱骨外上髁，还会在肱桡关节掌侧、上桡尺关节间隙和环状韧带附着点等处。

桡尺关节是人体中唯一一个特殊的关节结构，分桡尺近侧关节和桡尺远侧关节。桡尺近侧关节是以尺骨为主轴骨，桡骨以其小头与尺骨之桡切迹构成桡尺近侧关节，它依靠环状韧带加以固定。环状韧带在此起到重要作用，它起于尺骨桡切迹的背侧后缘，包绕桡骨小头，止于尺骨桡切迹的掌侧前缘，将尺骨桡切迹与桡骨小头联系在一起，起稳定桡尺近侧关节的作用。桡尺远侧关节是以桡骨为主轴骨，与诸腕骨构成关节，而尺骨小头是通过三角软骨盘和下桡尺韧带与桡骨相连，这种互叉式关节结构形成前臂的旋转功能。因此，当肘关节外侧撞击、肘关节过度劳损或前臂过度旋转等原因，造成肘关节囊损伤性炎症时，可出现肱桡关节处疼痛、压痛。

本病因其疼痛部位与肱骨外上髁相近，但教科书上无此病的命名，因此极易被误诊为网球肘而延误治疗。范师认为明确诊断是取得本病良好疗效的关键。治疗上以按揉痛点为主，固定的痛点即为损伤的原发部位，加上内旋、外旋桡尺关节的动作，以期解除环状韧带尺桡关节间隙的卡压，达到消肿止痛、松解粘连的作用，取得满意疗效。

【自我锻炼方法】

患侧手轻握拳状,以健侧手的拇指点按住肘部压痛点,同时患肢做模拟转动门把手的动作,内外旋转桡尺关节。注意做该动作时肱桡肌一定要有肌肉收缩的力量,因为这样的动作只有和平时常规的用力方向相反,才能起到缓解环状韧带卡压、减轻肱桡关节间韧带被动牵拉的应力作用,有利于韧带的修复。

范师和枕头的故事

范师临证和颈椎打了一辈子的交道,从理论到实践研究出了一整套针对各种颈椎问题的治疗方案。目前在推拿科治疗的患者中一半以上是因颈椎问题要求治疗的。历经多年的临床实践,范师还研制出一种促进颈椎恢复的记忆调节枕——如意护颈宝。下面就来说说颈椎和枕头的趣事(以下来自范师自述)。

(1) 1999年,美国纽约医科大学23岁的华裔大三交换生来我处实习,见推拿治疗偏头痛疗效神奇,自诉有偏头痛、焦虑症3年,每天吃止痛片4片,早晚各2片,让我看一下。专科检查除颈椎曲度消失外无其他改变。嘱其仰卧位睡姿,将枕头在1/3处对折,形成1/3与2/3两部分,将2/3部分垫在脖子下睡觉。第二天上午,她说:"谢谢老师! 我昨天按照您教的方法睡觉,今天头不痛了,止痛片也没吃了,真神奇。"在杭实习3个月,无头痛发生。

(2) "破涕为笑"新解。某老妇,患急性偏头痛,由其女陪同坐在医院走廊上痛哭流涕,等待下午门诊。13:30开诊了,由一位神经科的医生接诊,问病史,查体征,搞得一头雾水无法诊治,呼我观之。哭啼声中断续得知,昨晚没睡好,晨起即头痛,忍到中午无法再忍……其头痛在右侧,自颈后向上沿头颞侧一直向前呈线条状放射至右眼眶上。随即在右侧风池穴按压寻找激发点,果然找到与头痛放射线路相一致的痛点,果断按之做朝上方向的推揉操作1分钟后,问她:"现在怎么样啦?"奇迹发生了,刚才的泪人破涕为笑,那笑容中饱含着惊喜和幸福感,含泪说:"我不痛了,我不痛了!"扑通下跪磕头致谢,我闪身避谢。此乃"破涕为笑"真实版也。之后即形成"一分钟止头痛"、风池穴"一穴三向"推拿技术。

(3) 打飞的,看头痛。某女士,43岁,患偏头痛,就医3年。第一年在大连市看了1年无效;第二年到沈阳市又看了1年也无效;第三年到北京又看1年还是无效。三年求医路,诊断却越来越多:偏头痛、抑郁症、

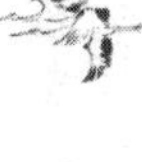

焦虑症、围绝经期综合征。其在网上搜索获得信息，特地从大连打飞的来杭找我门诊。主诉右侧偏头痛3年，看了3年一点效果也没有。复阅随带的一大堆影像片，颅内无异常，颈椎曲度过大，颈椎间盘膨出存在，右侧 $C_{2\sim3}$ 关节突关节偏突、压痛明显，随即予以旋转(右)提颈法纠正偏突，这时患者说："我好了百分之六七十了，我好了百分之六七十了。"然后于风池穴直上方向操作1分钟，五线五区常规操作5分钟结束，嘱其每晚仰卧位后头部垫3个枕头以矫正其曲度过大。共治疗4次，头痛基本痊愈。1个月后又来杭巩固性治疗2次，至今3年未复发。该患者病因是关节突关节错缝和颈椎曲度过大，病理是刺激或激压枕大神经所致。纠正错缝、矫正曲度是关键。此症采用如意护颈宝矫正，不用垫3个枕头即可达到矫正目的。

（4）一穴治双症。某女士，48岁，文职工作，患耳鸣伴耳后痛3年，就医2年查不出什么原因，用中西药物治疗，症状一直未见好转，1年前已放弃治疗。偶然机会遇见，向我咨询病因。查体：颈椎生理曲度消失，颈部肌肉紧张，活动受限，用手按风池穴探寻激发点，在风池外侧找到激痛点，向外上方向推揉有向耳后放射痛，随即做外上方向的推揉1分钟后，患者说耳鸣、耳后痛明显减轻。嘱其将枕头1/3处对折，形成1/3与2/3两部分，每晚仰卧位睡姿，将枕头折叠部分垫在颈项部。半个月后她来告诉我，症状基本消失了，再予前法巩固性推揉1次，按前法继续矫正颈椎曲度，至今已1年半，症状未复发。患者耳鸣、耳后痛，系耳大神经、耳小神经受刺激或激压所致，故出现既耳鸣又耳后痛。其病位在寰枕段，与颈椎曲度消失有关。选择枕头高度及垫枕部位是关键。

（5）后枕痛，杠杆侧扳法搞定。某男士，27岁，从事IT行业，低头工作时间长，且经常加班到晚上10点多。1个月前莫名出现后枕痛，就后脑勺下一小块部位痛，感觉皮肤木乎乎的，像有一块东西压着，很难受，心很烦，遂来就诊。查体：上颈段紧张，风府穴明显压痛。X线三位片，侧位片显示后关节双边影，生理曲度变直，正位片无殊，张口位寰齿间隙稍不对称。采用寰枕关节杠杆侧扳法，即以一手虎口抵住寰枕关节处作为支点，另一手按住对侧头颞部向对侧揿扳，掌握"稳，准，巧，快"四字诀，左右各操作1次，此时患者连喊"被撬开，被撬开"，疼痛即刻消失。

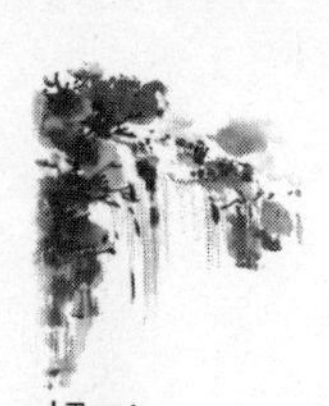

此症是由于从寰枕关节穿出的第一对脊神经——枕神经受卡压刺激引起的后枕疼痛，寰枕关节杠杆侧扳法有效解除了枕神经的卡压刺激，故即刻痛止。

（6）规律性头痛，规范化的治法解决。某男士，56岁，省某局副局长。病史：每天头痛发作2次，每次头痛时间约15分钟，业已2月余。特点：于每天上午10:00～10:30时段发作1次，晚上19:00～19:30时段发作1次。症状：发作前无任何诱发因素和预兆，发作时头痛如裂、刀割样、针刺样钻心痛，汗出淋漓，15分钟左右，疼痛说停就停，无任何后遗症状，如同常人。住心血管内科已20余天，各种相关的检查都做了，均无明显异常，各种治疗均无法控制，已用医疗费近2万元，请求推拿科协助治疗。专科检查也未发现异常，采用我们创新的五线五区十三穴之五线法，风池穴一穴三向之直上方向、内上方向的规范推拿治疗，每日1次，每次20分钟。经1次治疗后头痛发作时间缩短到10分钟，第2次治疗后缩短了一半，经5次治疗疼痛完全消失。患者担心复发，要求再推拿几次以巩固疗效。总共推拿8次结束治疗，症属痊愈出院，随访5年未复发。

（7）歪脖子不用怕，睡睡枕头矫正它。某男孩，6岁，幼儿园上完体育课说脖子痛，第二天出现歪脖子，向右侧弯大于35°，在当地县医院就医3天，反而加重，侧弯更明显，父母俩急送杭州我处。整个颈部肌肉僵硬，又哭又闹，根本无法完成专科检查，别说推拿治疗了。复阅随带X光片，怎么办呢？心想既然你能弯过去，得想办法把它矫回来。灵机一动，让患儿晚上右侧卧睡姿，用3个枕头垫头下矫正，父母轮流值班别让他睡歪了，嘱后天我门诊时再找我。2天后门诊，奇迹发生了，脖子竟然变直了，疼痛消失，活动自如，一家三口开心回家，医药费为零。

（8）颈椎的问题，矫矫就健康。4年前，一位母亲拿了张X片来找我，说女儿15岁，高一新生，天天叫脖子痛、头痛、头昏…… 我看了一下片子，颈椎向右侧弯明显，我说让她女儿来看一下，她说哪有时间啊，功课忙得不得了，每天晚上十一二点才睡觉，让我想想办法。在没见过患者的情况下，建议每晚右侧卧睡，头下垫2只高枕以矫正侧弯，1个月后复查。结果10天后自己去拍了片拿来给我看，颈椎侧弯基本消失，各种症状也消失。现在女儿在美国上大学，4年来颈痛、头痛、头昏症状无复发。

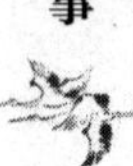

图书在版编目（CIP）数据

范炳华推拿医案精粹 / 汪芳俊主编. — 杭州：浙江科学技术出版社, 2017.7

ISBN 978-7-5341-7734-7

Ⅰ. ①范…　Ⅱ. ①汪…　Ⅲ. ①推拿－医案－汇编－中国－现代　Ⅳ. ①R244.1

中国版本图书馆CIP数据核字（2017）第151118号

书　　名	**范炳华推拿医案精粹**
主　　编	汪芳俊
出版发行	**浙江科学技术出版社** 地址：杭州市体育场路347号　邮政编码：310006 办公室电话：0571-85176593 销售部电话：0571-85176040 网址：www.zkpress.com
排　　版	杭州兴邦电子印务有限公司
印　　刷	浙江新华数码印务有限公司

开　　本	710×1000　1/16	**印　张**	9.75
字　　数	140 000		
版　　次	2017年7月第1版	**印　次**	2019年3月第2次印刷
书　　号	ISBN 978-7-5341-7734-7	**定　价**	28.00元

责任编辑　沈秋强　刘　丹　　**责任校对**　马　融

封面设计　孙　菁　　**责任印务**　田　文